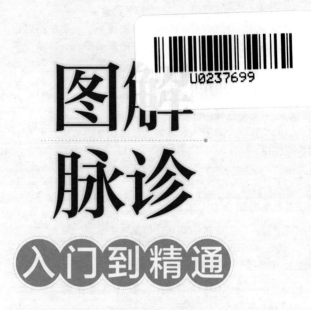

图解
脉诊
入门到精通

彭清华　瞿昊宇　主编

全国百佳图书出版单位

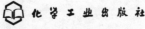
化学工业出版社

·北京·

内容简介

本书通过大量脉象图谱直观形象地展示了脉象诊病过程。方便脉学者一目了然掌握脉诊要点。本书主要介绍脉象的原理、脉象要素、脉诊方法、脉诊常见错误、中医脉图基本知识；平脉脉象图特征、常见病脉象图；心血管疾病、呼吸系统疾病、消化系统疾病、泌尿系统疾病、糖尿病等常见疾病的脉象图；心与小肠病证、肺与大肠病证、脾与胃病证、肝与胆病证、肾与膀胱病证等常见证候的脉象图；《濒湖脉学》脉象歌诀与白话解读。本书通俗易懂，图文并茂，附图160余幅。可供高等院校中医药专业学生与中医爱好者学习使用。

图书在版编目（CIP）数据

图解脉诊入门到精通/彭清华，瞿昊宇主编. —北京：化学工业出版社，2021.4（2024.5重印）

ISBN 978-7-122-38435-5

Ⅰ.①图… Ⅱ.①彭… ②瞿… Ⅲ.①脉诊-图解Ⅳ.①R241.2-64

中国版本图书馆 CIP 数据核字（2021）第 017932 号

责任编辑：陈燕杰　　　　　　　文字编辑：赵爱萍
责任校对：宋　夏　　　　　　　装帧设计：关　飞

出版发行：化学工业出版社（北京市东城区青年湖南街 13 号　邮政编码 100011）
印　　刷：北京云浩印刷有限责任公司
装　　订：三河市振勇印装有限公司
850mm×1168mm　1/32　印张 6½　字数 169 千字
2024 年 5 月北京第 1 版第 5 次印刷

购书咨询：010-64518888　　　　售后服务：010-64518899
网　　址：http://www.cip.com.cn

定　　价：39.80 元　　　　　　　　　版权所有　违者必究

编写人员名单

主　　编　彭清华　瞿昊宇

副 主 编　刘旺华　胡志希　谢梦洲

编写人员　彭清华　瞿昊宇　刘旺华　胡志希
　　　　　　谢梦洲　陈彦坤　陈宇奇　石天爱
　　　　　　宋厚盼　梁　昊　邓　颖　刘　培
　　　　　　李书楠　彭　俊　刘　琦　李雅云
　　　　　　向　茗　廖林丽　李新宇　刘婷婷

脉诊是中医四诊之一，是中医诊断方法的重要诊法和特色诊法。千百年来，医者以三指诊脉，判断出脉象的脉位、脉数、脉形、脉势后，用形象的词语概括出来（如浮脉、涩脉、滑脉）。近几十年来，随着现代科学技术的发展，中医脉诊也随之逐步向客观化和计量化的方向发展，脉象记录的客观化仪器（脉象仪）应运而生。应用脉象仪探头对寸口脉施以脉搏压力，压力信号再转化为电信号，将精准的数字坐标记录下来，使脉象记录下来成为可能。多年来，从事中医诊断学和相关交叉学科的科研工作者对脉象进行了大量的研究，开发了各具特色脉象仪，对中医临床不同的病证脉象图谱进行了系列探索。《图解脉诊入门到精通》一书的编写，旨在全面阐述、收集整理脉象的客观化研究成果，以图谱的形式展现出来，与临床病证结合，以期学习脉学者能从"心中了了，指下难明"而达到"一目了然"的境地，将脉诊更有效融合到临床实践中去，发挥中医特色诊法的特点与优势。

本书内容共分为四个部分：第一部分是脉诊的基本知识；第二部分是平脉和常见病脉的脉象图；第三部分是常见疾病的脉象图；第四部分是常见证候的脉象图。在本书编写过程中，选取了高质量有代表性的脉象图，并能够做到临床重现。在病证讨论应用部分，适当增加了食疗推荐。本书是用图示方法演绎现代中医脉诊学全貌的一种尝试。期望通过本书的出版，读者能从视觉角度理解中医脉诊，在较短的阅读时间中，能获取更多的信息。

本书兼顾经典脉诊方法与现代脉诊技术，囊括了常见脉象和不同病、证脉象的脉象图，可供中医药大学本科生、研究生以及对脉诊有兴趣的相关人员参考学习。

本书主要由多年从事中医诊断学教学与科研工作、具有丰富教学和临床经验的教授和中青年教师为主编写，力求表述通俗，内容准确，图文并茂。在本书编写过程中，编者参考了不少同行专家的科研成果和文献资料，本书的脉图由谢梦洲、陈彦坤为主绘制，在此一并表示感谢。由于现代中医脉诊学随着现代科技的不断进步也随之发展，加之编者的学识水平和能力有限，书中存在不足之处甚或错漏之处仍在所难免，敬请广大读者不吝指正，以便重印或再版时予以补充、修改。

彭清华　瞿昊宇

2021 年 2 月于长沙

目录

第三章　　　　079

常见疾病脉图

第四章　　　　124

常见证候的脉图

第一章　脉诊基础知识

脉诊又称切脉，是医生用手指对患者身体某些特定部位的动脉进行切按，体验脉动应指的形象，以了解健康状况或患者病情变化，进行病证辨别的一种诊察方法。

《黄帝内经》记载了"三部九候"等脉法，《难经》弘扬"独取寸口"诊法，东汉张仲景确立了"平脉辨证"的原则，西晋王叔和所著《脉经》确立了二十四脉，是我国现存最早的脉学专著。其后各医家分别进行了补充。本章包括有脉象形成原理、诊脉方法、脉象要素、中医脉诊仪及脉图等方面。脉诊是一种理论性极强，操作极为细致的诊病方法。学习脉诊既需要熟悉脉学的基本知识，又要掌握切脉的基本技能，且反复练习、体会，才能识别各种不同脉象，并有效地运用于临床。

第一节　脉象产生原理

脉象是用手指感觉到的脉搏跳动的形象，或称为脉动应指的形象。人体的血脉贯通全身，内连脏腑，外达肌表，运行气血，周流不休，所以，脉象能够反映全身脏腑功能、气血、阴阳的综合信息。 脉象的产生，与心脏的搏动、心气的盛衰、脉管的通利和气血的盈亏及各脏腑的协调作用直接相关。

一、心、脉是形成脉象的主要脏器

（1）**心脏的搏动** 在宗气和心气的作用下，心脏一缩一张地搏动，把血液排入脉管而形成脉搏。《素问·六节脏象论》曰："心者……其充在血脉。"相关论述说明脉动源于心，脉搏是心功能的具体表现。 故脉搏的跳动与心脏搏动的频率、节律基本一致。

（2）**脉管的舒缩** 《素问·脉要精微论》："夫脉者，血之府也。"脉乃气血运行的通道。《灵枢·决气》："壅遏营气，令无所避，是谓脉。"故脉管有约束、控制和推进血液沿着脉管运行的作用，当血液由心脏排入脉管，则脉管必然扩张，然后脉管依靠自身的弹性收缩，压迫血液向前运行，脉管的这种一舒一缩功能，既是气血周流、循行不息的重要条件，也是产生脉搏的重要因素。 所以脉管的舒缩功能正常与否，直接影响脉搏产生相应的变化。

（3）**心阴与心阳的协调** 心血和心阴是心脏生理功能活动的物质基础，心气和心阳是心脏的功能活动。 心阴心阳的协调，是维持正常脉象的基本条件。 生理状态下，心气旺盛，血液充盈，心阴心阳调和时，心脏搏动的节奏和谐有力，脉搏亦从容和缓，均匀有力。

二、气血是形成脉象的物质基础

气、血是构成人体组织和维持生命活动的基本物质，脉道必赖血液以充盈，因而血液的盈亏，直接关系到脉象的大小；气属阳主动，血液的运行全赖于气的推动，脉的"壅遏营气"的功能有赖于气的固摄作用，心搏的强弱和节律亦赖于气的调节，因此，气的作用对脉象的影响更大。《四言举要》云："脉乃血……血之府也，心之合也……脉不自行，随气而至，气动脉应，阴阳之义……血脉气息，上下循环。"所以脉乃血脉，赖血以充，赖气以行，心与脉、血相互作用，共同形成"心主血脉"的活动整体。

三、其他脏腑与脉象形成的关系

脉象的形成不仅与心、脉、气、血有关，同时与其他脏腑的整体功能活动亦有密切关系。

（1）**肺主气，司呼吸** 肺对脉的影响，体现在肺与心，以及气与血的功能联系上。 由于气对血的运行、统藏、调摄等的作用，所以肺的呼吸运动是协助脉动的重要因素，一般情况下呼吸平缓则脉象徐和；呼吸加快，脉率也随之急促；呼吸匀和深长，脉象流利盈实；呼吸急迫浅促，或肺气壅滞而呼吸困难，脉象多细涩；呼吸不已而脉动不止，前人亦将脉搏称为脉息，并有"肺朝百脉"之谓。

（2）**脾胃为气血生化之源** 脾胃能运化水谷精微，气血的盛衰和水谷精微的多寡，表现为脉之"胃气"的多少。 脉有胃气为平脉，胃气少为病脉，无胃气为死脉。 而且血液之所以能在脉管中正常运行而形成脉搏，是依赖于脾气的统摄和裹护，使血液不溢于脉管之外而在脉管内运行，即"脾主统血"之谓。 故临床可以根据胃气的盛衰来判断疾病预后的善恶。

（3）**肝藏血** 肝具有贮藏血液、调节血量的作用；肝主疏泄，可使气血调畅，经脉通利。 肝的生理功能失调，亦可影响气血的运行，引起脉象变化。

（4）**肾藏精** 肾为元气之根，是脏腑功能的动力源泉，亦是全身阴阳的根本。 肾气充盈则脉搏重按不绝，尺脉有力，是谓"有根"；若精血衰竭，虚阳浮越则脉象变浮，重按不应指，是无根脉，提示阴阳离决，病情危重。

第二节　脉象要素

脉象的辨识主要依靠手指的感觉。脉象的种类很多，中医文献常从位、数、形、势四个方面加以分析归纳，根据脉象物理属性可以将脉象要素进一步分为八个度，即深度、速度、长度、宽度、力度、均匀度、流畅度、紧张度。脉象八个物理维度的提出为脉象客观化明确了内容和目标，为脉象客观化奠定了理论基础。

（1）**深度**　指脉搏显现部位的浅深程度，是衡量脉搏深度的偏倚的物理量，可分浅、深（或浮、沉）两端。

（2）**速度**　指脉搏频率快慢程度，是衡量脉搏速度的偏倚的物理量，可分快、慢（或迟、数）两端。

（3）**长度**　指脉搏的纵向长度，是衡量脉搏长度的偏倚的物理量，可分长、短两端。

（4）**宽度**　指脉搏的横向宽度，是衡量脉搏宽度的偏倚的物理量，可分宽、细两端。

（5）**力度**　指脉搏搏动的力量强度，是衡量脉搏强弱的偏倚的物理量，可分强、弱两端。

（6）**均匀度**　指脉搏搏动节律的均匀程度，是衡量脉率是否整齐的物理量，可分齐、不齐两端。

（7）**流畅度**　指脉搏搏动的流畅程度，是衡量脉搏流畅度的物理量，可分滑、涩两端。

（8）**紧张度**　指脉搏搏动的紧张程度，是衡量脉搏紧张度的物理量，可分紧、缓两端。

以上是构成脉象的基本要素，也是体察脉象的基本要点。脉象的辨别，主要依据医生指下的感觉，尤其是对脉象的位、数、形、势等更应仔细体察，综合分析，才能形成比较完整的脉象，才能正确分辨各种病脉。

第三节　脉诊方法

一、诊脉时间

《素问·脉要精微论》：“诊法常以平旦，阴气未动，阳气未散，饮食未进，经脉未盛，络脉调匀，气血未乱，故乃可诊有过之脉。”说明清晨（平旦）未起床、未进食时是诊脉的理想时间。由于脉象是非常灵敏的生理与病理信息，它的变化与气血的运行有密切关系，并受饮食、运动、情绪等方面因素的影响。清晨未起床、未进食时，机体内外环境比较稳定，脉象能比较准确地反映机体的基础生理情况，同时亦比较容易发现病理性脉象。不过这样的要求一般很难做到，特别是对门诊、急诊的患者，要及时诊察病情，而不能拘泥于平旦。因此诊脉时应强调息匀宁静，脉络调匀，让患者在安静的环境中休息片刻，以减少各种因素的干扰，这样诊察到的脉象才比较真实。

二、诊脉体位

诊脉时患者的正确体位是坐位或仰卧，前臂自然向前平展，与心脏置于同一水平，手腕伸直，手掌向上，手指微微弯曲，在腕关节下面垫一松软的脉枕（图1-3-1、图1-3-2），使寸口部充分暴露伸展，气血畅通，便于诊察脉象。《医存》说：“病者侧卧，则在下之臂受压而脉不行；若覆其手，则腕扭而脉行不利；若低其手，则血下注而脉滞；若举其手，则气上窜而脉弛；若身覆则气压而脉困；若身动则气扰而脉忙。”所以，脉诊时必须注意患者的体位，只有采取正确的体位，才能获得比较真切的指感。此外，还应注意医生的体位，医生一般采取坐位，坐在患者侧面，即“医患侧坐”。

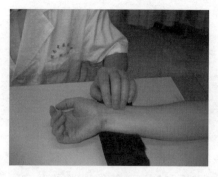

图 1-3-1　坐位诊脉

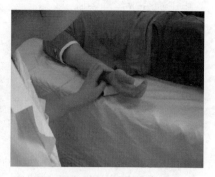

图 1-3-2　卧位诊脉

三、平息

指医生在诊脉时要保持呼吸均匀，清心宁神，以自己的呼吸计数患者的脉搏至数。主要意义在于以医生自己一次正常呼吸时间来检测患者的脉搏跳动次数，同时通过平息促使医生思想集中和专一，以便更仔细辨别脉象。

四、诊脉指法

通过以上三步完成了脉诊的准备工作，接下来就是脉诊的核心动作——指法，指法是指医生诊脉的具体操作方法。正确而规范地运用指法，可以获得比较丰富而准确的脉象信息。临床诊脉常用的指法，可概括为选指、布指、调指和运指等。

1. 选指

为了符合人体工学，使医患诊脉时更舒适，一般医生用左手诊察患者右手，用右手诊察患者左手。选用左手或者右手的示指、中指和环指三个手指。

2. 布指

医生下指时，先以中指按在掌后高骨内侧动脉处，称为中指定关，然后用示指（食指）按在关前（腕侧）定寸，用环指（无名指）按在关后（肘侧）定尺。切脉时布指的疏密要得当，要与患者手臂长短和医生的手指粗细相适应（图1-3-3）。

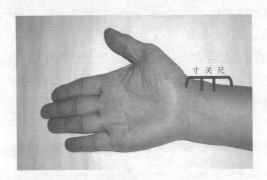

图1-3-3 寸口诊脉部位

3. 调指

食指、中指和无名指指端平齐，手指略呈弓形倾斜，与受诊者体表约呈45°，使指目紧贴于脉搏搏动处诊脉（图1-3-4）。

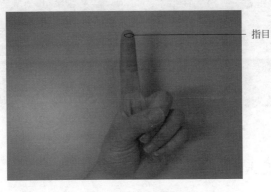

图1-3-4 指目位置

4. 运指

医生在布指后，运用指力的轻重、挪移及布指变化以体察脉象。常用的指法有举法、按法、寻法、总按和单诊等。

举法：指医生手指较轻地按在寸口脉搏跳动部位以体察脉象。用举的指法取脉又称"浮取"。

按法：指医生手指用力较重，甚至按到筋骨以体察脉象。用按的指法取脉称之为"沉取"。

寻法："寻"有两层含义，一是指医生手指用力不轻不重，按至肌肉，并适当调节指力，或前后左右推寻，以细细体察脉象；二是用力不轻不重，按至肌肉而取脉，即"中取"。

总按：即三指同时用大小相等的指力诊脉的方法，从总体上辨别左右两手寸关尺三部脉象的形态、脉位、脉力等。

单诊：用一个手指诊察一部脉象的方法。主要用于分别了解寸、关、尺各部脉象的位、数、形、势等变化特征。

临床上一般三指均匀用力，但亦可三指用力不一，总按和单诊配合使用，以求全面捕获脉象信息（图1-3-5、图1-3-6）。

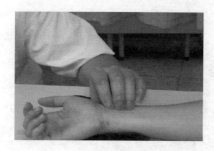
图1-3-5 总按

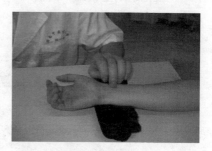
图1-3-6 单诊

五、五十动

指医生对患者诊脉的时间一般不应少于50次脉跳的时间。每次诊脉每手应不少于1分钟，两手以3分钟左右为宜。古人提出诊脉需要诊"五十动"在于：一是有利于仔细辨别脉搏节律变化，了解其中有无病脉出现；二是提醒医者诊脉时要态度严肃认真。

第四节 脉诊常见错误

一、寸口未与心平

诊脉过程中，不论坐姿还是卧姿，寸口脉应与心脏在同一水平线上。若把脉时，寸口脉在心脏位置以上或以下（图 1-4-1、图 1-4-2），则会由于人体高度压差的原因，造成脉流压力偏大或偏小，对脉象产生影响。

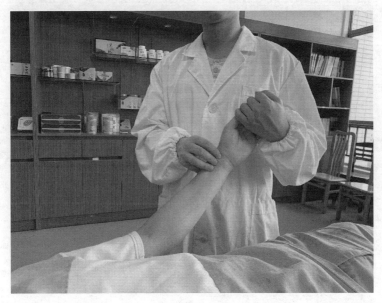

图 1-4-1 寸口高于心脏

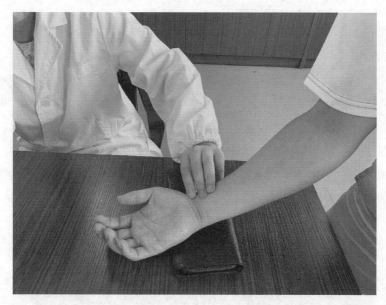

图 1-4-2　寸口低于心脏

二、压迫手臂或肩膀

寸口脉的搏动，实际上是桡动脉的搏动，因此任何阻碍手臂、肩膀血流的姿势（图 1-4-3）都是错误的，压迫手臂或肩膀背包就诊会造成脉管血流不畅，从而影响诊脉的真实性。

三、手腕佩戴手表或饰物

手腕佩戴手表或饰物，也会在一定程度上阻碍桡动脉血流，使诊脉发生偏差；或者遮挡住尺部或者寸部，使诊脉部位遗漏（图 1-4-4）。因此，在诊脉前，需患者将手腕上手表、饰物取下。

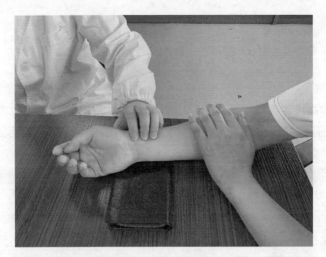

图 1-4-3　压迫手臂

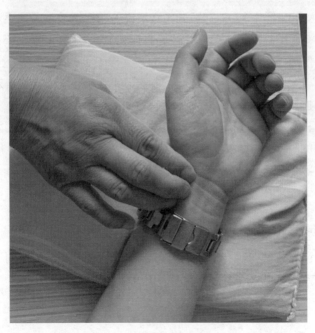

图 1-4-4　寸口被手表遮挡

第五节　中医脉图基本知识

脉图是用模拟中医切脉方法的仪器所描记出的各种脉象信息的图形，是脉诊现代研究的重要技术成果，是脉诊客观化、规范化的重要技术手段。图形是对所测脉象信息的客观记录，典型的正常脉图由一组波群与各波之间的间期组成，代表一个完整的脉搏搏动周期。

一、脉图的演变

早在我国宋代，施发著《察病指南》，明代张世贤著《图注难经脉诀》，还有以后一些学者的脉学著作，都曾用脉影图也就是模式脉图或脉象示意图来说明脉搏的"体位"和"性状"。及至近年王德洲的《脉搏示意图说》、刘冠军的《脉图说》和邢锡波的《邢锡波脉学阐微》等著作都采用这种形式且更有所发挥。这种脉象的模式图，实际是仪器描记脉图的先声，给后世学者以不少帮助和启迪。

随着科学与工业的进步，尤其是电子技术的发展，前人对脉图描记及应用都曾做过不少工作。在国外，Vierordt 于 1860 年创用第一台杠杆式脉搏描记器描绘脉图，遂使脉图的研究由模式图进入波示图的阶段。国内自 20 世纪 50 年代以来，若干学者运用各种类型的脉搏描记仪器对弦脉和滑脉等脉象进行了研究，还分别描述了几种、十几种乃至三十一种中医脉象。虽然所用仪器的种类和性能不同，所描记的各种脉象波形很不一致，研究分析的方法也有差异，但这些资料都在一定程度上表明：中医的脉象是客观存在的，各种脉象都有其特征性的图形，运用图形来诊断和鉴别诊断脉象是完全可能的，有利于脉图标准化的制定与完善。

二、脉图的主要参数

脉图分析的方法有时域分析法、速率图分析法、频谱分析法、多因素识脉法、数学判别分析法、模型推导求解法、频域分析法、小波变换分析法。其中,时域分析法是随时间的变化分析脉波波动信息的动态特征的方法。时域分析法依据脉象仪描绘的脉图与时间有关的主波、潮波、重搏波的幅值、曲线下的面积、曲线与坐标的夹角以及脉波曲线的一阶导数等脉象的特征参数进行统计、多元分析判别,构造有意义的特征参数,指标主要有波幅、角度、面积、比值,研究特征参数与人体生理病理变化的关系。时域分析法结合中医师的切脉经验,在对脉象图进行大样本统计分析的基础上,找出典型脉图的特征参数范围,并确定出了相应的脉象脉型和证候、脏腑疾病之间的关系。目前时域分析应用最为广泛,特征参数的提取比较简单直观、易于理解,研究所得出的结论生理意义较为明确,容易得到大家的接受和认可。下面以时域分析法为例阐述脉图的主要参数。

1. 脉搏波曲线

脉搏波曲线主要由升支、降支组成,降支上有潮波、降中峡、重搏波,见图 1-5-1。

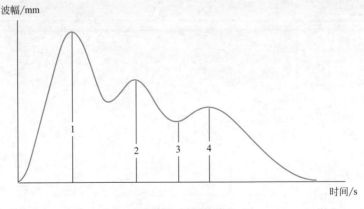

图 1-5-1　脉搏波组成

1—主波;2—潮波;3—降中峡;4—重搏波

升支：脉搏波形中由基线至主波峰顶的一条上升曲线，是心室的快速射血时期。

降支：脉搏波形中由主波峰顶至基线的一条下降曲线，是心室射血后期至下一次心动周期的开始。

主波：脉图的主体波幅，一般顶点为脉图的最高峰，反映动脉内压力与容积的最大值。

潮波：又称重搏前波，位于下降支，主波之后，一般低于主波而高于重搏波，反映左心室停止射血，动脉扩张降压，逆向反射波。

降中峡：或称降中波，是主波降支与重搏波升支构成的向下的切迹波谷，表示主动脉静压排空时间，为心脏收缩与舒张的分界点。

重搏波：是降支中突出的一个上升波，为主动脉瓣关闭、主动脉弹性回缩波。

2. 脉图指标

主要有时间指标、波幅指标、角度指标、面积指标、比值指标，见图 1-5-2。

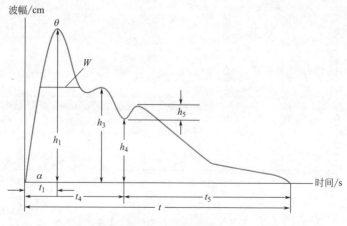

图 1-5-2　脉图参数图

（1）时间指标

t：为脉搏波图的起始点到终止点的时值。t 对应于左心室的一个心动周期，对应于脉搏，亦即一个脉动周期。

t_1：为脉搏波图起始点到主波峰点的时值。t_1 对应于左心室的快速射血期。

t_4：为脉搏波图起始点到降中峡之间的时值。t_4 对应于左心室的收缩期。

t_5：为降中峡到脉搏波图终止点之间的时值。t_5 对应于左心室的舒张期。

W：主波上 1/3 的宽度，相当于动脉内高压力水平所维持的时间。

脉搏波时间指标参数表见表 1-5-1。

表 1-5-1　脉搏波时间指标参数表

时间指标参数	意　义	正常参考值/s
t	左心室的一个心动周期	0.6～1.0
t_1	左心室快速射血期的时间	0.07～0.11
t_4	左心室收缩期的时间	0.28～0.44
t_5	左心室舒张期的时间	0.36～0.76
W	动脉内高压力水平所维持的时间	0.12～0.23

（2）波幅指标

h_1：主波高度，为主波峰顶到脉搏波图基线的高度（基线与时间轴平行时）。主要反映左心室的射血功能和大动脉的顺应性。

h_3：潮波高度，即潮波峰顶到脉搏波图基线的高度。h_3 值主要反映动脉血管张力和外周阻力状态。

h_4：降中峡高度，为降中峡谷底到脉搏波图基线的高度。降中峡高度主要反映动脉血管外周阻力的大小。

h_5：重搏波高度，为重搏波峰顶到降中峡谷底所作的基线平行线之间的高度。重搏波幅度主要反映大动脉的弹性（顺应性）情况。

脉搏波波幅指标参数表见表 1-5-2。

表 1-5-2　脉搏波波幅指标参数表

波幅指标参数	意　义	正常参考值 /mm
h_1（主波高度）	左心室的射血功能和大动脉的顺应性	8.5～28.0
h_3（潮波高度）	动脉血管张力和外周阻力	12.5～21.0
h_4（降中峡高度）	动脉外周阻力大小	7.35～12.5
h_5（重搏波高度）	大动脉的弹性（顺应性）状况	0.5～2.0

（3）角度指标

α：上升角，或称 U 角，主波升支与基线的夹角，反映血管弹性与血液黏性。

θ：主波角，或称 P 角，是主波升支与降支的夹角，反映血管弹性和血流状况。

脉搏波角度指标参数表见表 1-5-3。

表 1-5-3　脉搏波角度指标参数表

角度指标参数	意　义	正常参考值/°
α（上升角）	血管弹性与血液黏性	80～87
θ（主波角）	血管弹性和血流状况	19～42

（4）面积指标（表1-5-4）

表1-5-4　脉搏波面积指标参数表

面积指标参数	意义	正常参考值/mm^2
A_a	收缩期总面积	93～111
A_b	正常参考值	42～110
A_T	脉图总面积	135～221
A_s	收缩期总面积	—
A_d	舒张期总面积	—

以上 A_a、A_b 和 A_T 可通过积分求得，但在实际工作中，也可通过求积仪或梯形面积累加法求得。其中，A_T、A_b 是由脉图估价心功能某些指标的基本参数。

A_s 和 A_d 的计算方法分别是：

$A_s = 0.04 [1/h_1 \cdot A_a \cdot (P_s - P_d) + P_d \cdot t_4]$（单位 $mmHg \cdot s$）

$A_d = 0.04 [1/h_1 \cdot A_b \cdot (P_s - P_d) + P_d \cdot t_5]$（单位 $mmHg \cdot s$）

式中，P_s、P_d 分别表示左臂肱动脉收缩压值和舒张压值。

（5）比值指标　为了更好地反映心血管的功能状态和脉图特征，除以上所测绝对数值外，常取各参数的相对比值，在反映脉图的生理含义上更为准确和灵敏（表1-5-5）。

表1-5-5　各参数的相对比值

比值指标	意义	正常参考值
h_1/t_1（升支斜率）	外周血管顺应性	188.0～352.0
h_3/h_1（张力系数）	外周血管张力	0.56～0.93
h_4/h_1（阻力系数）	外周血管阻力	0.25～0.62
h_5/h_1（弹性系数）	外周血管弹性	0.02～0.24

三、脉象要素的提取

1. 脉位的浅深

传统切脉是从轻举、中寻、重按的诊脉过程中，根据获得最清晰脉动指感的取脉压力来表达的。若"轻取即得，重按反减"表示脉位浮浅；"轻取不应，重按始得"则表示脉位沉深；如"轻取不显，中取清晰，重取渐小"，则表示脉位居中。在脉图中，我们引入取脉压力（g）的概念，即在测定压力脉搏图时，测试部位对压力传感器所施加的压力。取脉压力的不同，所获取的脉图不仅波幅不同，波形也会随之发生一定的变化。

脉位可通过出 25～250g 间的 10 个等级取脉压力下系列脉图主波幅的变化趋势来说明。以取脉压力（P）为横坐标，主波高度（h_1）为纵坐标，绘制脉位 P-h_1 趋势曲线图（图 1-5-3）。一般而言，脉位浮浅者 P-h_1 趋势曲线峰点（最佳脉图主波幅 h_1）所对应的取脉压力＜100g，P-h_1 趋势曲线前面高后面低，呈渐降型。脉位居中者 P-h_1 趋势曲线峰点所对应的取脉压力在 100～175g，P-h_1

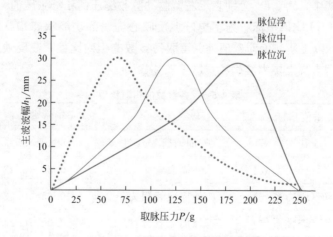

图 1-5-3　脉位 P-h_1 趋势曲线图（脉位深浅图）

趋势曲线两边低中间高，左右基本对称，呈正态型。脉位沉深者 $P\text{-}h_1$ 趋势曲线峰点所对应的取脉压力 > 175g，$P\text{-}h_1$ 趋势曲线前面低后面高，呈渐升型。

2. 脉数的率律

脉数可以分解为两个要素，即脉率和节律。

脉率即单位时间脉搏次数，反映脉搏的速度。传统以"一息不足四至"为迟慢，"一息五六至"为快速。脉图分析可以每分钟脉动次数来评价。脉率小于 60 次/min 为脉迟，脉率在 60~70 次/min 间为脉缓，脉率在 71~90 次/min 间为脉率正常，脉率在 91~119 次/min 间为脉数，脉率在 120 次/min 以上为脉疾。

节律即脉搏的均匀度，以脉动周期 t 的差异来表示，$t_{最大} - t_{最小}$ < 0.12s 为节律整齐，$t_{最大} - t_{最小} \geq 0.12s$ 为节律不整齐。

3. 脉形的大小

事物的形状是从三维空间来评价的，脉的长度、宽度、直径不便于在脉图上体现，暂没可供分析脉形的数据。但也有将流畅度、紧张度作为脉形的。主波高陡，降中峡低下，潮波滞后或淹没，升降支斜率增大者反映脉动流畅；主波圆钝，降中峡和潮波位置相对上升，上升支出现顿挫者反映脉动滞涩；潮波升高，接近主波，或融合成宽大主波，降中峡抬高，重搏波低平者反映脉道紧张；主波狭小，潮波和降中峡稍降，呈现较低的三峰波形者反映脉道弛缓。

4. 脉势的强弱（图 1-5-4、图 1-5-5）

脉势的强弱，是指医生指感下脉搏力度的大小，脉图分析则是采用脉势 $P\text{-}h_1$ 趋势曲线峰点（最佳脉图主波幅 h_1）高低来判断。$P\text{-}h_1$ 趋势曲线顶点大于 23mm 为高大型，反映脉搏有力；$P\text{-}h_1$ 趋势曲线峰点小于 10mm 为低平型，反映脉搏无力；$P\text{-}h_1$ 趋势曲线峰点出现在 10~23mm 者为居中型，反映脉力居中（图 1-5-4）。

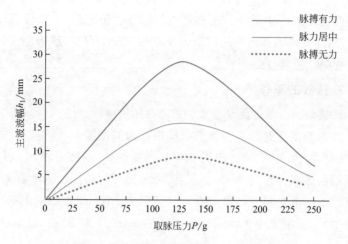

图 1-5-4　脉势 P-h₁ 趋势曲线图（脉势强弱图）

另外可以根据脉搏耐受压力的能力来判断脉势强弱，P-h_1 趋势曲线低平、涵盖面积小者称为无根型，反映脉搏耐受压力的能力较弱，特点为脉搏无力，按之空虚；P-h_1 趋势曲线高大、涵盖面积大者称为满实型，反映脉搏耐受压力的能力较强，特点为脉搏有力，按之实满（图 1-5-5）。

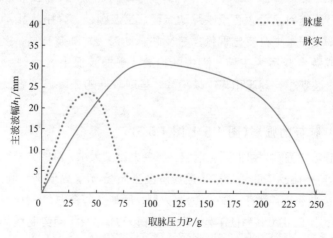

图 1-5-5　脉势 P-h_1 趋势曲线图（耐压能力图）

此外，赵恩俭、费兆馥等也先后提出过脉象脉位、脉率、脉宽、脉长、脉力、脉流利度、脉紧张度、脉均匀度等脉象要素。总之，提取脉象的要素愈是完备，对脉象和脉图形态的识别就愈精细、愈准确，这是今后脉诊客观化的方向。

第二章　常见脉象脉图

第一节　平脉脉图

一、平脉的表现及特点

平脉即正常脉象，表现为三部有脉，一息四至（相当于每分钟60~90次），不浮不沉，不大不小，从容和缓，柔和有力，节律一致，尺脉沉取有一定力量，并随生理活动和气候环境的不同而有相应正常变化。

平脉的特点是有胃、有神、有根。

（1）**有胃**　胃为水谷之海，后天之本，是气血生化之源。人以胃气为本，有胃气则生，少胃气则病，无胃气则死；脉亦以胃气为本，充则健，少则病，无则亡。脉象从容、和缓、流利，是有胃气的基本特征。即使是病脉，不论浮、沉、迟、数，但有徐和之象，便是有胃气。诊察脉象胃气的盛衰有无，对于判断脾胃的功能、气血的盛衰及疾病的进退转归有一定的临床意义。

（2）**有神**　心主血而藏神，脉为血之府，血、脉为神之基，神为血、脉之用，因此，健康人的脉象必然有神。脉象有神的主要表现是柔和有力，节律整齐。即使微弱之脉，微弱之中不至于完全无力的为有神；弦实之脉，弦实之中仍带有柔和之象、且节律整齐的为有神。诊察脉象神之有无，可判断心气之盛衰和全身神的得失。

（3）**有根** 肾为先天之本，元阴、元阳之所藏，是人体脏腑组织功能活动的原动力。因此，肾气充足，反映于脉象必根基坚实。脉象有根主要表现为沉取应指有力，尺部尤显。病虽重，尺脉尚滑实有力，提示肾气犹存，还有生机。因此，诊察脉象根之有无，可测知肾精的盈亏和肾气的衰败。

总之，脉象之有胃、有神、有根是正常脉象所必需的要素。三者相互补充而不宜截然分开。无论何种脉象，只要有力之中不失柔和、和缓之中不失有力，节律整齐，尺部应指，就是有胃、神、根的表现，脉象正常，或虽患病，精气未败，生机犹存，预后尚好。

二、平脉的生理变异

脉象随人体内外因素的影响而有相应的生理性变化，切脉时应考虑到这一点。

（1）**四季气候** 外界环境的变化时时影响着人体的生命活动，人体适应这种变化的生理性调节可以反映在脉象上。故平人应四时，而有春微弦、夏微洪、秋微浮、冬微沉的脉象变化。此为应时之脉，属无病，反此则病。

（2）**地理环境** 地理环境也能影响脉象。南方地势低下，气候温热、潮湿，人体肌腠疏松，故脉多细软或略数；北方地势高峻，空气干燥，气候偏寒，人体肌腠紧缩，故脉多沉实。

（3）**性别** 性别不同，则体质有差异，脉象亦不同。妇女脉象较男子濡弱而略快，妊娠期脉象常见滑数而冲和。

（4）**年龄** 年龄越小，脉搏越快，婴儿每分钟 120 次；五六岁的幼儿，每分钟脉搏 90～110 次；年龄渐长则脉象渐和缓。青年体壮脉搏有力；老人气血虚弱，精力渐衰，脉搏较弱。儿童脉象较软，老人脉多兼弦。

（5）**体格** 身躯高大的人，脉的显现部位较长；矮小的人，脉的显现部位较短。瘦人肌肉薄，脉常浮；肥胖的人，皮下脂肪厚，脉常沉。运动员脉多缓而有力。

（6）**情志** 一时的精神刺激，也可引起脉象变化。如喜则伤心而脉缓，怒则伤肝而脉急，惊则气乱而脉动等，当情志恢复平静之后，脉象也恢复正常。

（7）**劳逸** 剧烈运动和远行之后，脉多急疾；入睡之后，脉多迟缓；脑力劳动之人，脉多弱于体力劳动者。

（8）**饮食** 饭后、酒后脉多数而有力；饥饿时脉象稍缓而乏力。

此外，少数人脉不见于寸口，而从尺部斜向手背，名叫斜飞脉；若脉出现在寸口的背侧，名叫反关脉；还有出现于腕部其他位置的，都是生理特异的脉位，即桡动脉解剖位置的变异，不属病脉。

三、平脉脉图特征及诊断标准

1. 平脉的胃、神、根

中医脉诊学认为，脉有胃气，指脉搏从容和缓，节律均匀；脉有神气，指脉道柔和，应指有力；脉之有根，则是三部有脉，沉取应指。胃、神、根在脉图中的特点如下。

（1）**脉有胃气** ①脉律规整，t 值之差小于 0.12s，表示脉搏节律均匀。②脉率正常，成人 60~90 次/min。③主波顶柔滑，为主波夹角＜42°。④重搏波位于降支中段。

以上 4 点表示脉来"从容和缓"。若 4 项中任意 2 项或以上严重失常，为脉少胃气和无胃气。

（2）**脉有神气** ①脉波图形正常，各波形态清晰。②上升支直立，无转折或扭曲。③主波顶柔滑，主波角＜42°。④重搏波位于降支中段。⑤主波幅＞10mm。⑥升支时间＜0.1s。

以上①～⑥项反映脉道柔和，弹性良好；以上⑤、⑥两项表示气血充盛，脉来有力。上述6项均有异常时为脉无神气。

（3）**脉有根基** ①浮、中、沉三种取脉压力均可描记脉图，但以中取脉图清晰。②寸、关、尺三部分别描记，均较清晰。③脉率正常，60～90次／min。

上述第①、②两项失常者，为脉无根基。

2.平脉的诊断标准

脉图是由血流动力学的各项参数构成的，在生理情况下，这些参数在一定范围内波动，综合成一定形象的正常脉图（图2-1-1）。

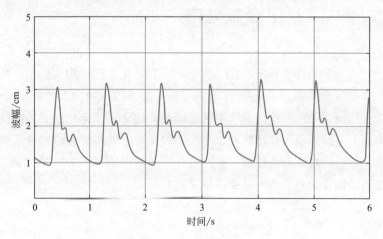

图2-1-1 平脉脉图

（1）**脉位** 最佳取脉压力在100～175g范围内，P-h_1趋势曲线呈正态型。

（2）**脉数** t值0.6～1.0s（相当于脉率60～100次／min，但一般将60～70次／min称为脉缓，90次／min以上称为"小数"或"略数"）；t值在各周期之间基本相等，相差＜0.12s。

（3）**脉形** ①各波群形态正常，寸关尺图形差异不明显。②呈三峰波，主波、潮波、重搏波依次递降。③上升支直立，上升角为 $80° \sim 87°$，t_1 为 $0.07 \sim 0.11s$。④主波角圆滑稍锐，角度 $19° \sim 42°$；$h_5 < 3mm$。⑤$h_3 / h_1 < 0.7$，$h_4 / h_1 < 0.4$。

（4）**脉势** 主波幅 $9 \sim 22mm$。

凡上述指标中有两项以上明显异常者应考虑脉图异常。

必须指出，在不同生理情况下，正常人的心血管功能可能有较大范围的改变，因而出现多种脉象脉图，如平、滑、弦、细等脉，而这些脉象的脉图，亦属于生理变化范围内的脉图。所以，对于正常脉图的分析，应当结合受检者当时生理情况加以考虑。

第二节　常见病脉脉图

中医常采用歌诀法来记忆理论知识，比如方剂学中有方歌，针灸学中有玉龙歌。在中医诊断中，关于脉诊的歌诀亦不少。本节为入门所需，除了使用现代中医脉诊图，也采用了宋代医书《察病指南》中的脉象模式示意图，将医生的主观感觉用图像形式展现出来，有利于对脉象的理解，并且选用了《濒湖脉学》中脉学歌诀，在诵读歌诀之余，也一览中医脉学的奥秘。

一、浮脉类

1. 浮脉

【脉象特征】 轻取即得，重按稍减而不空，举之有余，按之不足。

【体状诗】 浮脉惟从肉上行，如循榆荚似毛轻。三秋得令知无恙，久病逢之却可惊。

【视觉脉图】 见图 2-2-1。

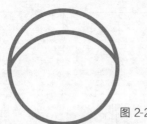

图 2-2-1 浮脉视觉脉图

浮脉"如水漂木"，其脉象特点是脉管的搏动在皮下较浅表的部位，即位于皮下浅层。因此，轻取即得，按之稍减而不空。在诊脉时浮脉的特点是手指轻轻放在脉诊部位不必加压即有明显的脉搏跳动，加压后脉象感觉反而不如加压前明显。

【临床意义】 反映病位在经络肌表等浅表部位，一般见于表证，亦主虚证。

【机制分析】 病邪在表，邪袭肌腠，卫阳抵抗外邪，人体气血趋向于肤表，则脉气鼓动于外，应指而浮，邪盛而正气不虚时，脉浮而有力，但久病体虚也有见浮脉的，多浮大无力，不可误作外感论治。外感风寒，则寒主收引，血管拘急，故脉多浮紧；外感风热，热则血流薄急，故脉多浮数。脉浮亦可见于阴虚不能敛阳或虚阳不能内守而外浮。生理性浮脉可见于形体消瘦而脉位相对表浅者。夏秋之时阳气升浮，脉象也可微浮。

【脉图特点】

（1）脉图出现压（$P_出$）比正常脉要小，一般 $P_出 \leqslant 75g$，反映"轻取即得"。

（2）$P\text{-}h_1$ 趋势曲线峰值左移，呈渐降型，最佳取脉压力 $\leqslant 100g$，若取脉压力 $> 100g$，则主波幅反降，反映"重按稍减"。

（3）上升支陡直，t_1 正常或稍短，下降支快。降中峡位置偏低，$h_4 / h_1 < 0.5$（图 2-2-2 ~ 图 2-2-4）。

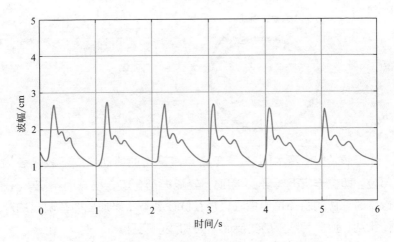

图 2-2-2　浮脉脉图（取脉压力 75g）

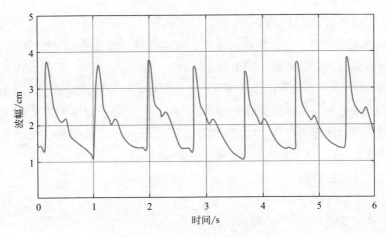

图 2-2-3　浮脉脉图（取脉压力 100g）

2. 洪脉

【脉象特征】　脉体宽大，充实有力，来盛去衰，状若波涛汹涌。

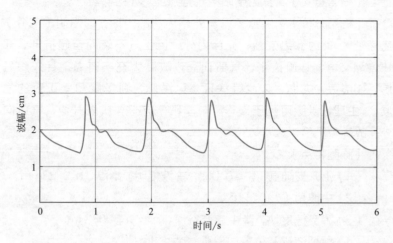

图 2-2-4 浮脉脉图（取脉压力 150g）

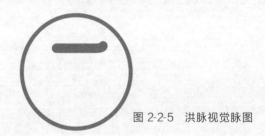

图 2-2-5 洪脉视觉脉图

【体状诗】 脉来洪盛去还衰，满指滔滔应夏时。若在春秋冬月份，升阳散火莫狐疑。

【视觉脉图】 见图 2-2-5。

洪脉的脉象特点主要表现在脉搏显现的部位、形态和气势三个方面。脉体宽大，脉动部位浅表，指下有力。由于脉管内的血流量增加，且充实有力，来时具有浮、大、强的特点。脉来如波峰高大陡峻的波涛，汹涌盛满，充实有力即所谓"来盛"；脉去如落下之波涛，较来时势缓力弱，即所谓"去衰"，其脉势较正常脉为甚。

【临床意义】 多见于阳明气分热盛，亦主邪盛正衰。

【机制分析】 洪脉多见于外感热病的中期，即阳明（气分）热盛证。此时邪热亢盛，充斥内外，且正气不衰而奋起抗邪，邪正剧烈交争，脉道扩张，气盛血涌，故脉大充实有力；若久病气虚，或虚劳、失血、久泄等病证，见洪脉，则多属邪盛正衰的危候。生理性洪脉可见于夏季，夏季阳气亢盛，肌表开泄，气血向外，故脉象稍显洪大。

【脉图特点】

（1）上升支陡直，$t_1 \leqslant 0.06s$；主波幅明显增高，$h_1 > 23mm$。

（2）主波角（θ）$< 20°$。

（3）降支速度快，降中峡波谷深，$h_4 / h_1 < 0.3$。

（4）重搏波幅及位置同滑脉，$h_5 \geqslant 3mm$。

（5）浮、中、沉取脉压力脉图均较清晰，但以中取为佳（图 2-2-6）。

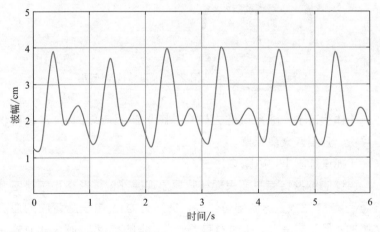

图 2-2-6　洪脉脉图

3. 濡脉

【脉象特征】 浮细无力而软。

【体状诗】 濡形浮细按须轻，水面浮绵力不禁。病后产中犹有药，平人若见是无根。

【视觉脉图】 见图2-2-7。

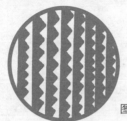

图2-2-7 濡脉视觉脉图

濡脉的脉象特点是位浮、形细、势软。其脉管搏动的部位在浅层，形细而软，如絮浮水，轻取即得，重按不显，故又称软脉。

【临床意义】 多见于虚证或湿困。

【机制分析】 多见于崩中漏下、失精、泄泻、自汗、喘息等病证，而致精血阳气亏虚之人。脉管因气虚而不敛，无力推运血行，形成松弛软弱之势；精血虚而不荣于脉，脉管不充，则脉形细小而应指乏力。湿困脾胃，阻遏阳气，脉气不振，也可见濡脉。

【脉图特点】

（1）$P_\text{出} \leqslant 25g$，反映"轻取即得"，最佳脉图取脉压力 < 100g。

（2）$h_1 < 10mm$。

（3）主波峰变钝，顶夹角变宽，潮波抬高，重搏波平坦，下降支减缓，呈丘波状（图2-2-8）。

4. 芤脉

【脉象特征】 浮大中空，如按葱管。

【体状诗】 芤形浮大软如葱，按之旁有中央空。火犯阳经血上溢，热侵阴络下流红。

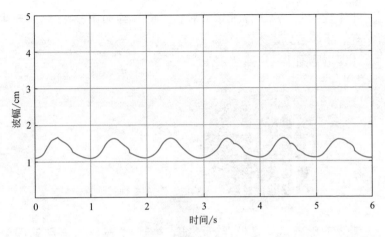

图 2-2-8 濡脉脉图

【视觉脉图】 见图 2-2-9。

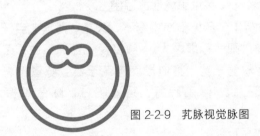

图 2-2-9 芤脉视觉脉图

芤脉的脉象特点是应指浮大而软，按之上下或两边实而中间空。说明芤脉脉位偏浮、形大、势软而中空，是脉管内血量减少、充盈度不足、紧张度低下的一种状态。

【临床意义】 常见于大量失血或剧烈吐泻等伤阴病证。

【机制分析】 多因血崩、呕血、外伤性大出血等突然失血过多之时，血量骤然减少，营血不足以充实脉道，或因剧烈吐泻津液大伤，血液不得充养，阴血不能维系阳气，阳气浮散所致。若失血、伤液之后，血管自敛，或经输血、补液等而阴液得到补充，则往往不再现芤脉。

【脉图特点】

（1）上升支无转折。 t_1 在 0.6~0.9s。

（2）主波角圆头状，潮波完全消失。

（3）降支速度快，$h_4 / h_1 <$ 0.15；重搏波位置常较低。

（4）基线不稳，多受呼吸影响明显（图 2-2-10~图 2-2-12）。

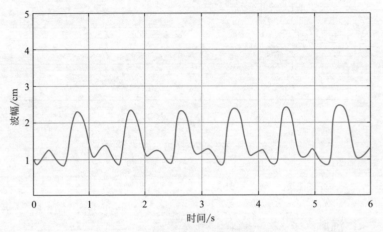

图 2-2-10　芤脉脉图（取脉压力 75g）

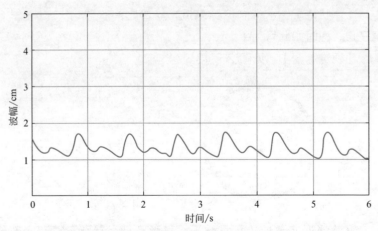

图 2-2-11　芤脉脉图（取脉压力 100g）

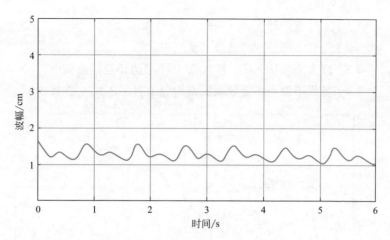

图 2-2-12　芤脉脉图（取脉压力150g）

二、沉脉类

1. 沉脉

【脉象特征】　轻取不应，重按始得，举之不足，按之有余。

【体状诗】　水行润下脉来沉，筋骨之间软滑匀。女子寸兮男子尺，四时如此号为平。

【视觉脉图】　见图 2-2-13。

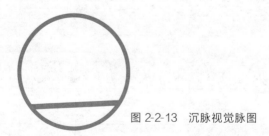

图 2-2-13　沉脉视觉脉图

　　沉脉显现的部位较正常脉深，其脉象特点是脉管搏动的部位在皮肉之下靠近筋骨之处，因此用轻指按触不能察觉，用中等指力按触搏动也不明显，只有用重指力按才能感觉到脉搏明显的跳动。

【临床意义】 多见于里证，亦可见于正常人。

【机制分析】 沉脉为阴脉，《黄帝内经》称为石脉，在时应冬，在脏应肾。肥人脂厚，脉管深沉，故脉多沉；冬季气血收敛，脉象亦偏沉；有的人两手六脉皆沉细而无临床症状，均可视为平脉，不一定是病脉。病理性沉脉的形成，一为邪实内郁，正气尚盛，邪正相争于里，致气滞血阻，阳气被遏，不能鼓搏脉气于外，故脉沉而有力，可见于气滞、血瘀、食积、痰饮等病证；二为气血不足，或阳虚气乏，无力升举鼓动，故脉沉而无力。

【脉图特点】

（1）脉图出现压（$P_出$）比正常脉要大，一般 $P_出 \geqslant 75g$，反映"轻取不应"。

（2）$P\text{-}h_1$ 趋势曲线峰值右移，呈渐升型，最佳取脉压力 $\geqslant$ 175g，反映"重按始得"。

（3）脉形不拘（图 2-2-14～图 2-2-16）。

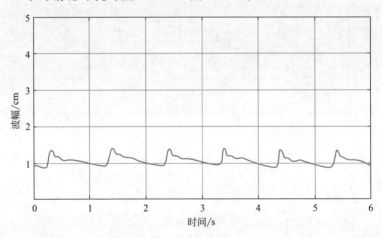

图 2-2-14 沉脉脉图（取脉压力 100g）

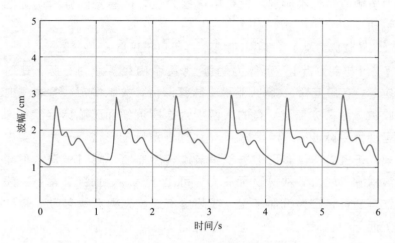

图 2-2-15　沉脉脉图（取脉压力150g）

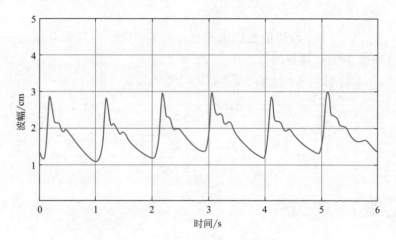

图 2-2-16　沉脉脉图（取脉压力 200g）

2. 伏脉

【脉象特征】　重按推筋着骨始得，甚则暂伏而不显。

【体状诗】　伏脉推筋着骨寻，指间裁动隐然深。伤寒欲汗阳将解，厥逆脐疼证属阴。

【视觉脉图】 见图 2-2-17。

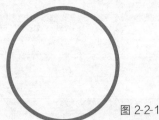

图 2-2-17 伏脉视觉脉图

伏为深沉与伏匿之象，伏脉的脉象特点是脉管搏动的部位比沉脉更深，隐伏于筋下，附着于骨上。因此，诊脉时浮取、中取均不见，需用重指力直接按至骨上，然后推动肌肉才能触到脉动，甚至伏而不见。

【临床意义】 常见于邪闭、厥病和痛极病证。

【机制分析】 伏脉多为邪气内伏，或气机逆乱而厥，或气机不通而痛，脉气皆不得宣通而见伏脉。邪气闭塞，气血凝结，乃至正气不能宣通，脉管潜伏而不显，但必伏而有力，多见于暴病，如实邪内伏，气血阻滞所致气闭、热闭、痰闭等。伏而无力为气血虚损，阳气欲绝，不能鼓脉于体表所致。若两手脉深伏，同时太溪与趺阳脉都不见者，属危候。

【脉图特点】

（1）取脉压力 < 175g 时脉波图像低平，起伏不明显，最佳脉图取脉压力 > 175g。

（2）主波幅低，h_1 < 7mm（图 2-2-18）。

3. 弱脉

【脉象特征】 沉细无力而软。

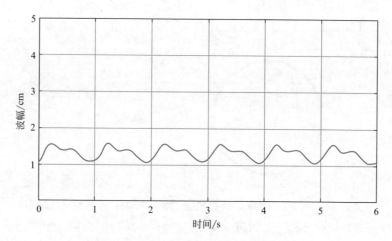

图 2-2-18　伏脉脉图（取脉压力 175g）

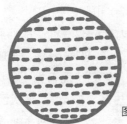

图 2-2-19　弱脉视觉脉图

【体状诗】　弱来无力按之柔，柔细而沉不见浮。阳陷入阴精血弱，白头犹可少年愁。

【视觉脉图】　见图 2-2-19。

弱脉的脉象特点是位沉、形细、势软。由于脉管细小不充盈，其搏动部位在皮肉之下靠近筋骨处，指下感到细而无力。

【临床意义】　多见于阳气虚衰、气血俱虚。

【机制分析】　脉为血之府，阴血亏少，脉道不充，则脉形细小；阳气衰少，无力推动血液运行，脉气不能外鼓，则脉位深沉，脉势软弱。病后正虚，见弱脉为顺；新病邪实，见弱脉为逆。

【脉图特点】

（1）脉图出现压（$P_出$）比正常脉要大，一般 $P_出 \geqslant 75g$，反映"轻取不应"。

（2）$P\text{-}h_1$ 趋势曲线峰值右移，呈渐升型，最佳取脉压力 $\geqslant$ 175g，反映"重按始得"。

（3）$h_1 < 7mm$，脉图面积较小，反映脉体细小。

（4）h_3 / h_1 增大，h_1 / t_1 变小，t_1 延长，W / t 增大（图 2-2-20）。

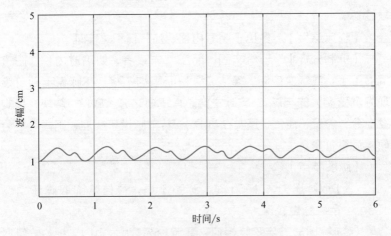

图 2-2-20　弱脉脉图（取脉压力 175g）

4. 牢脉

【脉象特征】　沉取实大弦长，坚牢不移。

【体状诗】　弦长实大脉牢坚，牢位常居沉伏间。革脉芤弦自浮起，革虚牢实要详看。

【视觉脉图】　见图 2-2-21。

图 2-2-21　牢脉视觉脉图

　　"牢"者，深居于内，坚固牢实之义。牢脉的脉象特点是脉位沉长，脉势实大而弦。牢脉轻取、中取均不应，沉取始得，但搏动有力，势大形长，为沉、弦、大、实、长 5 种脉象的复合脉。

　　【临床意义】　多见于阴寒内盛、疝气癥积之实证。

　　【机制分析】　邪气牢固，而正气未衰者，如阴寒内积，阳气沉潜于下，或气血瘀滞，凝结成癥积而固结不移，在脉象上则可表现为沉弦实大的牢脉。牢脉主实，有气血之分，癥积、肿块，是实在血分；痰聚、疝气，是实在气分。若牢脉见于失血、阴虚等证，便属危重征象。

　　【脉图特点】

　　（1）取脉压力＜175g 时，脉图不显，最佳脉图取脉压力＞175g。反映脉位较深。

　　（2）脉图形态与弦脉相似，潮波抬高，h_3 / h_1 增大，W 值增大。反映脉紧张度偏高。

　　（3）$h_1 > 23$mm，反映脉势有力（图 2-2-22）。

三、迟脉类

1. 迟脉

　　【脉象特征】　脉来迟慢，一息不足四至（相当于每分钟脉搏在 60 次以下）。

　　【体状诗】　迟来一息至惟三，阳不胜阴气血寒。但把浮沉

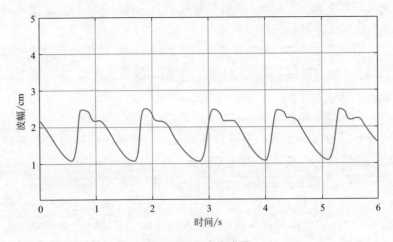

图 2-2-22　牢脉脉图

分表里，消阴须益火之原。

【视觉脉图】　见图 2-2-23。

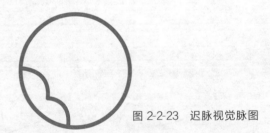

图 2-2-23　迟脉视觉脉图

迟脉为脉率不及的脉象，《脉经》云："呼吸三至，来去极迟。"迟脉的脉象特点是脉动迟缓，至数一息不及四至，脉动频率小于正常脉率。

【临床意义】　多见于寒证，亦可见于邪热结聚之里实热证。

【机制分析】　"迟主脏寒，其病为阴"，脉的搏动缘于血流，血属阴，血的运行有赖于阳气的推动。另外，血亦有得温则行，得寒则凝的特性。寒邪侵袭人体，困遏阳气，或阳气亏损，均可导致心动迟缓、气血凝滞、脉流不畅，使脉来迟慢。若为阴寒内盛而正气不衰的实寒证，则脉来迟而有力；若心阳不振，无力推运气血，则脉来迟而无力。

阳明腑实证多因邪热亢盛与肠道糟粕相搏，结为燥屎，实邪阻于肠中，腑气壅滞不通，气血运行受阻，故必迟而有力。故迟脉不可一概认为是寒证。

【脉图特点】

（1）主波、潮波、重搏波周期延长，重搏波间期与主波间期的比值增加，脉动周期 $t \geqslant 1.08s$ 者。

（2）主波上升支陡直，潮波明显抬高，与主波峰融成驼峰。

（3）h_3/h_1、h_5/h_1、h_4/h_1、h_5、h_4、脉图面积六项参数增高，提示迟脉脉图比平脉略弦，迟脉脉率明显减慢，与迟脉形成的病理机制，寒邪凝滞、阳失健运、气滞不通、阻滞血脉致使血行缓慢、脉道不利等相符（图 2-2-24）。

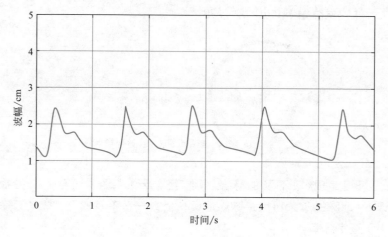

图 2-2-24　迟脉脉图

2. 缓脉

【脉象特征】　一息四至，来去缓怠（相当于每分钟脉搏在60～70 次）。

【体状诗】 缓脉阿阿四至通，柳梢袅袅飐轻风。 欲从脉里求神气，只在从容和缓中。

【视觉脉图】 见图 2-2-25。

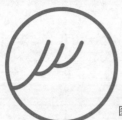

图 2-2-25 缓脉视觉脉图

缓脉为脉率稍慢于正常脉而快于迟脉的脉象。 张璐说："从容和缓，不疾不徐。"缓脉有平缓脉与病缓脉之分。 脉来和缓，一息四至，往来调匀，从容不迫，是脉有胃气的表现，称为平缓脉，多见于正常人。 若脉来缓怠无力，弛纵不鼓，则属于病缓脉。

【临床意义】 多见于湿病、脾胃虚弱者，亦可见于正常人。

【机制分析】 缓为脾胃本脉。 和缓有神，为脾气健旺、身体健康之征，故为平人之正脉。 脾胃为气血生化之源，脾胃虚弱，气血不足，则脉道不充，亦无力鼓动，故脉象缓怠无力，弛纵不张。 若湿性黏滞，阻遏脉道，气机被困，则脉来虽缓，必见怠慢不振，脉管弛缓有似困缚之象。

【脉图特点】

1. 平缓脉脉图特点

脉率在 60 ~ 70 次/min。 脉图形态正常（图 2-2-26）。

2. 弛缓脉脉图特点

（1）$h_1 < 10mm$。

（2）潮波及重搏波位置相对抬高，呈现三峰波。

（3）h_3 / h_1、h_5 / h_1 增大（图 2-2-27）。

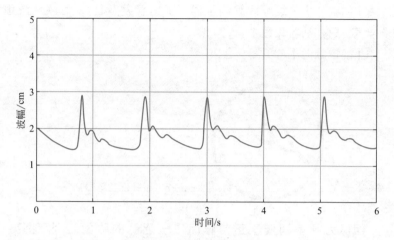

图 2-2-26　缓脉脉图（平缓）

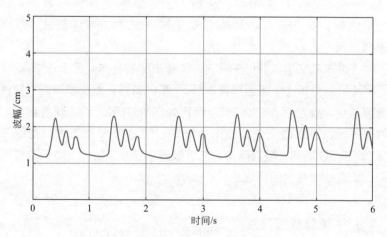

图 2-2-27　缓脉脉图（弛缓）

3. 涩脉

【脉象特征】　形细而行迟，往来艰涩不畅，脉势不匀。

【体状诗】　细迟短涩往来难，散止依稀应指间。 如雨沾沙容易散，病蚕食叶慢而艰。

【视觉脉图】 见图 2-2-28。

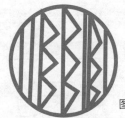

图 2-2-28　涩脉视觉脉图

涩脉的脉象特点是脉形较细，其搏动往来迟滞艰涩，极不流利，脉力与脉律不匀，呈三五不调之状。滑伯仁喻为"如轻刀刮竹"。

【临床意义】 多见于气滞、血瘀、痰食内停和精伤、血少。

【机制分析】 气滞、血瘀、痰浊、宿食等邪气内停，阻滞脉道，气机不畅，血行壅滞，以致脉气往来艰涩，此系实邪内盛，正气未衰，故脉涩而有力；精血亏少，津液耗伤，不能充养脉道，久而脉失濡润，气血运行不畅，以致脉气往来艰涩无力。

【脉图特点】

（1）主波低平，升降均缓且有顿挫。主波上升起点或重搏波下降支缓慢延长，线型不流畅。脉图呈现低平土堡状。

（2）升支时值延长，t_1 可为 0.09～0.16s，脉搏周期 t 大多延长。

（3）主波角增宽，角度范围为 28°～50°。

（4）潮波、降中峡、重搏波位置相对上升，但形态不明显，波峰减弱或消失（图 2-2-29）。

4. 结脉

【脉象特征】 脉来缓慢，时有中止，止无定数。

【体状诗】 结脉缓而时一止，独阴偏盛欲亡阳。浮为气滞沉为积，汗下分明在主张。

【视觉脉图】 见图 2-2-30。

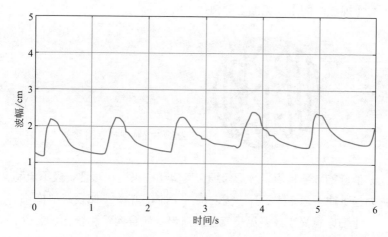

图 2-2-29 涩脉脉图

图 2-2-30 结脉视觉脉图

结脉的脉象特点是脉来迟缓，脉律不齐，有不规则的歇止。《脉经》曰："结脉往来缓，时一止复来。"

【临床意义】 多见于阴盛气结、寒痰血瘀，亦可见于气血虚衰等证。

【机制分析】 阴寒偏盛则脉气凝滞，故脉率缓慢；气结、痰凝、血瘀等积滞不散，心阳被抑，脉气阻滞而失于宣畅，故脉来缓慢而时有一止，且结而有力；若久病气血虚衰，尤其是心气、心阳虚衰，鼓动无力，气血运行不畅，脉气不续，故脉来缓慢而时有一止，且结而无力。

【脉图特点】

（1）脉率不足 70 次 / min，反映脉来缓慢。

（2）间歇无规律，脉动周期 t 不等，t 值之差 > 0. 12s，反映节律不齐。

（3）潮波、重搏波位置较高，波峰模糊；重搏波降支平坦，或明显延长（图 2-2-31）。

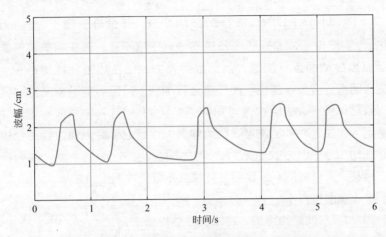

图 2-2-31　结脉脉图

四、数脉类

1. 数脉

【脉象特征】　脉来急促，一息五六至。 相当于每分钟脉搏 90 ~ 120 次。

【体状诗】　数脉息间常六至，阴微阳盛必狂烦。 浮沉表里分虚实，惟有儿童作吉看。

【视觉脉图】　见图 2-2-32。

数脉的脉象特点是脉率较正常为快。

【临床意义】　多见于热证，亦见于里虚证。

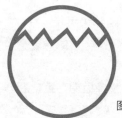

图 2-2-32　数脉视觉脉图

【机制分析】　数脉是热证的主脉。《难经》谓："数则为热。"实热内盛，或外感病邪热亢盛，正气不衰，邪正相争，气血受邪热鼓动而运行加速，则见数而有力，往往热越高脉搏越快。病久阴虚，虚热内生也可使气血运行加快，且因阴虚不能充盈脉道而致脉体细小，故阴虚者可见脉细数无力。若人体气血亏虚，为满足人体生理功能的需要，心气勉其力而行之，则表现为心动变快而脉动加速，但必数而无力。若为阳虚阴盛，逼阳上浮，或为精血亏甚，无以敛阳，以致阳气外越，亦可见数而无力之脉。

【脉图特点】

（1）潮波隐约可见，波峰及脉形均正常。

（2）脉动周期 t 在 0.48～0.8s，脉率 91～120 次／min。

（3）脉形不拘（图 2-2-33）。

2. 促脉

【脉象特征】　脉来数而时有一止，止无定数。

【体状诗】　促脉数而时一止，此为阳极欲亡阴。三焦郁火炎炎盛，进必无生退可生。

【视觉脉图】　见图 2-2-34。

促脉的脉象特点是脉来急促，节律不齐，有不规则的歇止。《脉经》云："促脉来去数，时一止复来。"

【临床意义】　多见于阳盛实热、气血痰食停滞，亦见于脏气衰败。

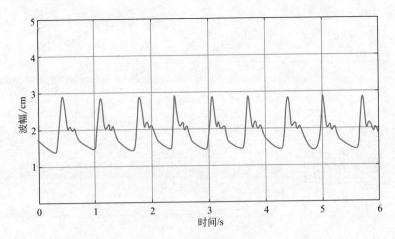

图 2-2-33　数脉脉图

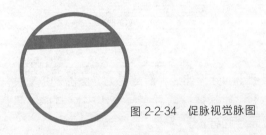

图 2-2-34　促脉视觉脉图

【机制分析】　阳邪亢盛，热迫血行，心气亢奋，故脉来急数；热灼阴津则津血衰少，心气受损，脉气不相接续，故脉有歇止；气滞、血瘀、痰饮、食积等有形实邪阻滞，脉气接续不及，亦可时见歇止。两者均为邪气内扰、脏气乖违、脉不接续所致，故脉来促而有力。《诊家正眼》指出："若真元衰惫，则阳弛阴涸，失其揆度之常，因而歇止者，其症为重。"故若因真元衰惫、心气亏损、虚阳浮动，亦可致脉气不相接续而见促脉，但必促而无力。

【脉图特点】

（1）主波降支急促，潮波消失，重搏波起点下降，波峰抬高。

（2）脉动周期 t 不等，t 值之差 > 0.12s，脉波之间多个插入性小波，大小不等。

（3）脉率＞90次／min（图2-2-35）。

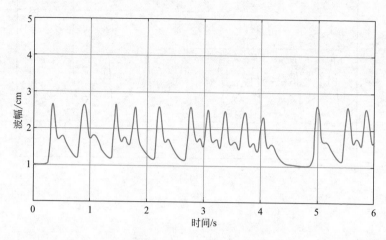

图 2-2-35　促脉脉图

3. 动脉

【脉象特征】　脉形如豆，滑数有力，厥厥动摇，关部尤显。

【体状诗】　动脉摇摇数在关，无头无尾豆形团。其原本是阴阳搏，虚者摇兮胜者安。

【视觉脉图】　见图2-2-36。

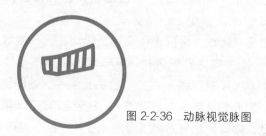

图 2-2-36　动脉视觉脉图

动脉的脉象特点是同时见短、滑、数三种脉象的特点，其脉搏搏动部位在关部明显，应指如豆粒动摇，故《脉经》说："动脉见于关上，无头尾，大如豆，厥厥然动摇。"

【临床意义】 常见于惊恐、疼痛。

【机制分析】 动脉因阴阳相搏，升降失和，使其气血冲动，而脉道随其气血冲动搏动而成。痛则气结，阴阳不和，气血阻滞；惊则气乱，气血运行乖违，脉行躁动不安，则出现滑数而短的动脉。《濒湖脉学》有"动脉专司痛与惊"之论。

【脉图特点】

（1）脉图呈双峰波。

（2）主波陡而狭，上升支陡直，下降支快，主波夹角 $17° \sim 22°$。

（3）潮波起点下降，波峰减弱或消失，大多与主波融为一体，下降支滑利或由倾斜变陡直。

（4）降中峡低，$h_4 / h_1 < 0.3$。

（5）重搏波波峰明显，波峰变高变尖，其净高度 h_5 大于 $1/4$ 主波幅 h_1。

（6）脉动周期 t 在 $0.48 \sim 0.8s$，脉率 $91 \sim 120$ 次/min（图 2-2-37）。

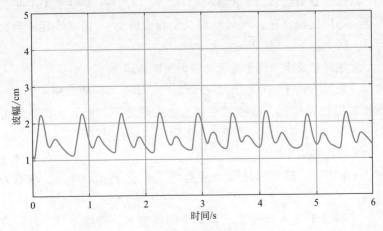

图 2-2-37 动脉脉图

五、虚脉类

1. 虚脉

【脉象特征】 不足为虚，虚脉三部脉软而无力，按之空虚，应指松软。

【体状诗】 举之迟大按之松，脉状无涯类谷空。莫把芤虚为一例，芤来浮大似慈葱。

【视觉脉图】 见图 2-2-38。

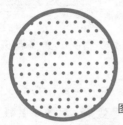

图 2-2-38 虚脉视觉脉图

虚脉，脉形阔大，软弱无力，稍加重按，即有空豁无力的感觉。虚脉以形、力而定。其脉形大，故浮取可见，其软弱而无力，故脉动又似缓慢。《脉经·卷一》云："虚脉，迟大而软，按之不足，隐指豁豁然空。"《外科精义》载虚脉为："按之不足，迟大而软，轻举指下，豁然而空。"

【临床意义】 见于虚证，多为气血两虚。

【机制分析】 气虚无力推运血行，搏击力弱故脉来无力；气虚不敛则脉管松弛，故按之空豁；血虚不能充盈脉管，则脉细无力。迟而无力多阳虚，数而无力多阴虚。

【脉图特点】

（1）P-h_1 趋势曲线呈低平型，顶点低于 10mm，反映脉力较弱。

（2）上升支高度减低，下降支时间变长，基线不稳，并且在下一个波上升之前出现明显的负波。

（3）潮波、重搏波波峰变浅，波峰呈圆形钝角、峰值低（图2-2-39）。

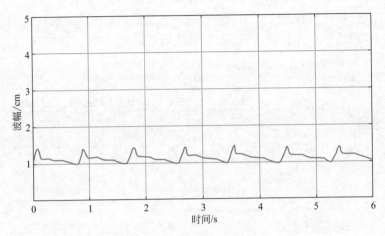

图 2-2-39　虚脉脉图

2. 细脉

【脉象特征】　细脉又称小脉，脉细如线，减常一倍，脉位居中，但应指明显。

【体状诗】　细来累累细如丝，应指沉沉无绝期。春夏少年俱不利，秋冬老弱却相宜。

【视觉脉图】　见图2-2-40。

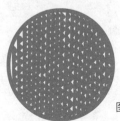

图 2-2-40　细脉视觉脉图

【临床意义】 多见于气血两虚、诸虚劳损、湿邪为病。

【机制分析】 细为气血两虚所致，阴血亏虚不能充盈脉管，气虚则无力鼓动血液运行，致脉管的充盈度减小，故脉来细小且无力。《脉诀刊误》说："主血少气衰……盖血行脉中，血既减少，脉所以细也"。 湿性重浊黏滞，脉管受湿邪阻遏，气血运行不利而致脉体细小而缓。

【脉图特点】

（1）主波幅 $h_1 < 10$mm，升支坡度稍平缓，升支和降支斜率均减小。

（2）主波宽度增大，潮波、重搏波波峰变浅或消失，降中峡抬高（图 2-2-41）。

（3）h_3 / h_1、h_4 / h_1 比值增大。

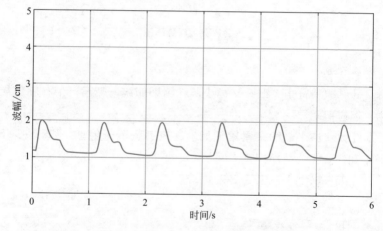

图 2-2-41 细脉脉图

3. 微脉

【脉象特征】 微指细微、不显之意。 微脉极细极软，按之欲绝，若有若无。

【体状诗】 微脉轻微瀲瀲乎，按之欲绝有如无。 微为阳弱细阴弱，细比于微略较粗。

【视觉脉图】　见图 2-2-42。

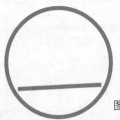

图 2-2-42　微脉视觉脉图

《诊家正眼·卷二》概括其象为："脉微极细，而又极软，似有若无，欲绝非绝。"

【临床意义】　见于气血大虚，阳气衰微。

【机制分析】　营血大虚，脉管失充则脉细；阳气衰微，鼓动无力则脉弱，按之欲绝，似有似无。 临床上以心肾阳气衰微较为多见。 久病脉微是正气将绝，新病脉微主阳气暴脱。

【脉图特点】

（1）$h_1 < 7mm$，振幅很低且不稳定，有时略高，有时极低，近乎零，表示极细极软，似有似无，按之欲绝。

（2）上升支和下降支平缓。

（3）至数不明，t 值之差 $> 0.12s$（图 2-2-43）。

4. 代脉

【脉象特征】　代脉的脉律不齐，表现为有规则的歇止，歇止的时间较长，脉势较软弱。

【体状诗】　动而中止不能还，复动因而作代看。 病者得之犹可疗，平人却与寿相关。

【视觉脉图】　见图 2-2-44。

张景岳曰："忽见软弱，乍数乍疏，乃脉形之代。 其断而复起，乃至数之代，两者皆称为代。"代脉脉来一止，止有定数，良久方还。

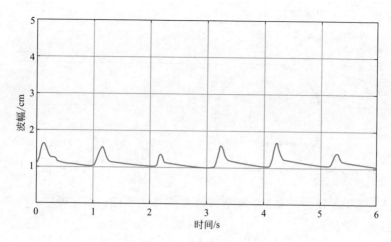

图 2-2-43 微脉脉图

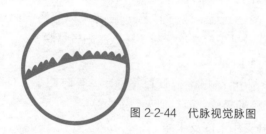

图 2-2-44 代脉视觉脉图

【临床意义】 见于脏气衰微，疼痛、惊恐、跌仆损伤等病证。

【机制分析】 脏气衰微，元气不足，以致脉气不相接续，故脉来时有中止，止有定数，脉势软弱，常见于心脏器质性病变。疼痛、惊恐、跌打损伤等见代脉，是因暂时性的气结、血瘀、痰凝等阻抑脉道，血行涩滞，脉气不能衔接，而致脉代而应指有力。妇女妊娠出现代脉，是因气血养胎之故。

【脉图特点】

（1）脉动周期不等，t 值之差 > 0.12s。

（2）脉率 60～90 次 / min。

（3）脉搏间有规律性停搏，歇止呈 1∶1 比例（二联脉）、2∶1 比例（三联脉）等多种（图 2-2-45），间歇时间较长。

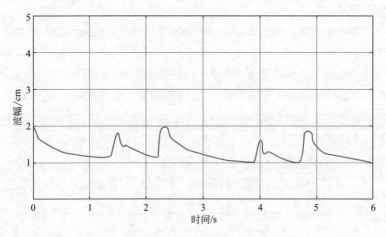

图 2-2-45　代脉脉图

5. 短脉

【脉象特征】　首尾俱短，常只现于寸或关部，尺脉多不显。

【体状诗】　两头缩缩名为短，涩短迟迟细且难。短涩而浮秋喜见，三春为贼有邪干。

【视觉脉图】　见图 2-2-46。

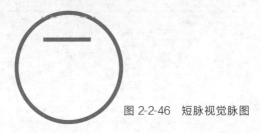

图 2-2-46　短脉视觉脉图

短脉上不及寸，下不及尺，脉不满部，两头缩缩，故名曰短。又有一种说法，指脉来搏指短暂，应指而回。《诊家枢要》："两头无，中间有，不及本位。"短脉的脉搏搏动的范围短小，脉体不如平脉之长，脉动不满本位，多在关部及寸部应指较明显，而尺部常不能触及。

【临床意义】 主气病。 短而有力为气郁，短而无力为气虚。

【机制分析】 短脉是指脉来短缩，不及常度。 气虚不足，无力鼓动血行，故脉短而无力；亦有因气郁血瘀或痰滞食积，阻碍脉道，以致脉气不伸而见短脉，但必短而有力，故短脉不可概作不足之脉，应注意其有力无力。

【脉图特点】

（1）脉体见于寸或关部，不及尺部。

（2）重搏波与潮波波峰减弱或消失（图 2-2-47）。

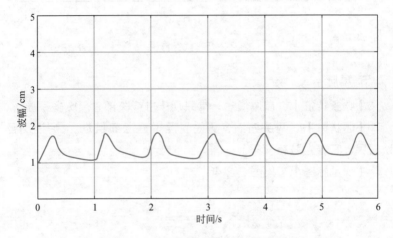

图 2-2-47　短脉脉图（见于关部）

六、实脉类

1. 实脉

【脉象特征】 三部脉充实有力，形大而长，举之有余，按之有力，其势来去皆盛，应指幅幅。

【体状诗】 浮沉皆得大而长，应指无虚幅幅强。热蕴三焦成壮火，通肠发汗始安康。

【视觉脉图】 见图 2-2-48。

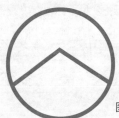

图 2-2-48 实脉视觉脉图

实脉脉搏搏动力量强，寸、关、尺三部，浮、中、沉三候均有力量，脉管宽大。

【临床意义】 见于实证。亦见于正常人。

【机制分析】 邪气亢盛而正气不虚，邪正相搏，气血壅盛，脉管内充盈度较高，脉管呈紧张状态，故脉来充实有力。实脉见于正常人，必兼和缓之象，为气血超常，脉道充盈，鼓搏力强所致。一般两手六脉均实大而无病象，称为六阳脉。如久病出现实脉则预后不良，往往为孤阳外脱的先兆，但必须结合其他症状加以辨别。

【脉图特点】

（1）$h_1 \geq 23mm$。

（2）波峰呈尖形锐角，主波夹角 $< 42°$。

（3）降中峡抬高，重搏波平坦（图 2-2-49）。

2. 滑脉

【脉象特征】 滑脉跳动，往来流利，应指圆滑，如珠走盘，旋转流利。

【体状诗】 滑脉如珠替替然，往来流利却还前。莫将滑数为同类，数脉惟看至数间。

【视觉脉图】 见图 2-2-50。

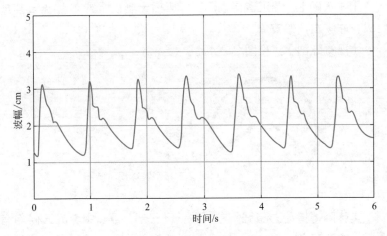

图 2-2-49　实脉脉图

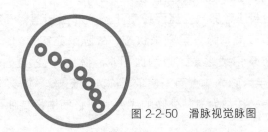

图 2-2-50　滑脉视觉脉图

　　脉动好像滚动流利的珠子，应指圆滑流利，指下搏动有力、滑脉的脉搏形态应指圆滑，如同圆珠流畅地由尺部向寸部滚动，浮、中、沉取皆可感到。即李中梓说："滑脉替替，往来流利，盘珠之形，荷露之义。"

　　【临床意义】　多见于痰湿、食积和实热等病证。亦是青壮年的常脉，妇女的孕脉。

　　【机制分析】　邪气壅盛于内，正气不衰，气实血涌，故脉往来甚为流利，应指圆滑。《素问·脉要精微论》说："滑者，阴气有余也。"痰湿留聚、食积饮停，皆为阴邪内盛，邪气充溃脉道，鼓动脉气，故脉见圆滑流利。火热之邪波及血分，血行加速，则脉来亦滑但必兼数。 滑而和缓之脉为平人之脉，多见于青壮年，张景岳说："若平人脉滑而冲和，此是荣卫充实之佳兆。"育龄妇人脉滑而经停，应考虑为妊娠，若过于滑大则为有病。

【脉图特点】

（1）脉图呈双峰波。

（2）主波陡而狭，上升支陡直，下降支快，主波夹角：17° ～ 22°。

（3）潮波起点下降，波峰减弱或消失，大多与主波融为一体，下降支滑利或由倾斜变陡直。

（4）降中峡低，$h_4/h_1 < 0.3$。

（5）重搏波波峰明显，波峰变高变尖，其净高度 h_5 大于 1/4 主波幅 h_1（图 2-2-51）。

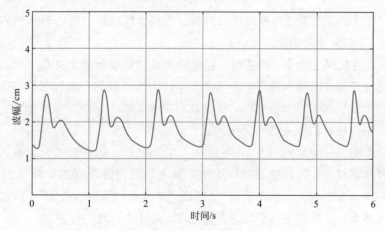

图 2-2-51　滑脉脉图

3. 弦脉

【脉象特征】　端直以长，如按琴弦。

【体状诗】　弦脉迢迢端直长，肝经木旺土应伤。 怒气满胸常欲叫，翳蒙瞳子泪淋浪。

【视觉脉图】 见图 2-2-52。

弦脉的脉象特点是脉形端直而似长，脉势较强，脉道较硬，张力较大，并极稳重地搏动，而不会轻易变换。切脉时有挺然指下、直起直落的感觉，故形容为"从中直过""挺然于指下"。其弦硬程度随病情轻重而不同，轻则如按琴弦，重则如按弓弦，甚至如循刀刃。

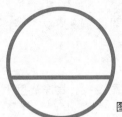

图 2-2-52 弦脉视觉脉图

【临床意义】 多见于肝胆病、疼痛、痰饮等，或为胃气衰败者。亦见于老年健康者。

【机制分析】 肝主筋，脉道的柔软、弦硬与筋之弛缓、强劲之性相同；肝病多郁滞，肝气失于条达则脉多弦劲，故称弦脉"在脏应肝"，多主肝胆病变。弦脉在时应春，春季平人脉象多稍弦，是由于初春阳气主浮而天气犹寒，脉管稍带敛束，故脉如琴弦之端直而挺然，此为春季平脉。健康人中年之后，脉亦兼弦，老年人脉象多弦硬，为精血衰减，脉道失其濡养而弹性降低的征象。朱丹溪指出"脉无水而不软也"，经云"年四十，而阴气自半"，故随年龄增长，脉象失其柔和之性而变弦，属于生理性退化表现。

【脉图特点】

（1）主波宽大，$W/t > 0.2$。

（2）潮波位置上升，接近主波，起点在主波幅 h_1 上 3／4 出现，使处于高峰的停留时间较长，或见潮波与主波幅融合，h_3/h_1 接近 1，伴见波峰增宽，甚至成为平顶。

（3）重搏波谷与重搏波峰相对处于较高位置，潮波波峰高于重搏波波峰（图 2-2-53）。

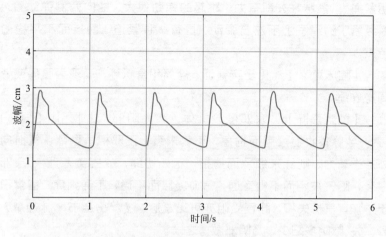

图 2-2-53　弦脉脉图

4. 紧脉

【脉象特征】　紧指紧急、紧束之意。 紧脉有力，左右弹人；如绞转索，如切紧绳。

【体状诗】　举如转索切如绳，脉象因之得紧名。 总是寒邪来作寇，内为腹痛外身疼。

【视觉脉图】　见图 2-2-54。

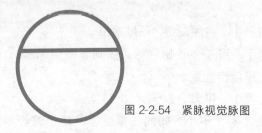

图 2-2-54　紧脉视觉脉图

紧脉是表示脉搏急劲的状态。《脉决汇辨》谓"紧脉有力，左右弹人指。"《医宗金鉴·辨脉法》载："脉紧者，如转索无常也。"

《诊家正眼·卷二》综其象为"紧脉有力，左右弹人，如绞转索，如切紧绳。"紧脉来去都有力，跳起的弹劲很大，能向两侧弹动着，像绷紧了的绳子上下左右弹动，具有一种紧迫、颤抖而不平稳的特点。

【临床意义】 见于实寒证、疼痛和食积等，表现为腹痛或者周身疼痛。

【机制分析】 寒邪侵袭机体，寒为阴邪，主收引，困遏阳气。致脉管收缩紧束而拘急，正气未衰，正邪相争剧烈，气血向外冲击有力，则脉来绷急而搏指，状如切绳，故主实寒证。寒邪侵袭，阳气被困而不得宣通，气血凝滞而不通，不通则痛；宿食积于中焦，气机失和，脉管受阻亦可见紧脉。《景岳全书·脉神章》云："紧脉阴多阳少，乃阴邪激搏之候。"

【脉图特点】

（1）主波升支陡峭，上升时间 $t_1 > 0.09$s，主波上 1/3 宽度 W 值增大，主波峰、潮波峰、重搏波波峰三者相互的高度差距相对缩短。

（2）潮波位置升高、肩平，见方角或钝角，下降支僵直。

（3）重搏波波峰变浅或消失，$h_5 \leq 1$mm，降中峡变为转弯的直角或钝角（图 2-2-55）。

5. 长脉

【脉象特征】 首尾端直，超过本位。

【体状诗】 过于本位脉名长，弦则非然但满张。弦脉与长争较远，良工尺度自能量。

【视觉脉图】 见图 2-2-56。

长脉的宽度不大不小，如同正常脉，但是它的长度超过三部脉。向前超逾寸部至鱼际者称为溢脉，向后超逾尺部者又称履脉。长脉有两种形态，若长而和缓的属平脉；长而势强，硬直失却和缓之态，则为病脉。

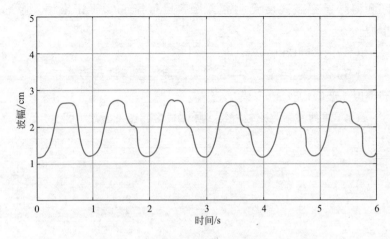

图 2-2-55 紧脉脉图

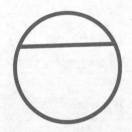

图 2-2-56 长脉视觉脉图

【临床意义】 常见于阳证、热证、实证，亦可见于平人。

【机制分析】 健康人正气充足，百脉畅通无损，气机升降调畅，脉来长而和缓；若肝阳有余，阳盛内热，邪气方盛，充斥脉道，加上邪正相搏，脉来长而硬直，或有兼脉，为病脉。 老年人两尺脉长而滑实多长寿。《素问·脉要精微论》说："长则气治。"说明长脉亦是气血充盛，气机条畅的反映。 若阳亢、热盛、痰火内蕴，正气不衰，使气血壅盛，脉管充实而致脉搏搏动长，超过寸尺，如循长竿之状。

【脉图特点】

（1）寸关尺三部的延长部位测得脉象主波高度与寸关尺三

部测得脉象主波高度无明显差距，且等于或大于正常值，波形相似。

（2）$h_1 \geqslant 10mm$。

（3）潮波起点高于 2／3 主波高度，重搏波起点高于 1／2 主波高度，波峰均较浅。

（4）重搏波下降支较舒缓，脉体长度超过寸或尺（图 2-2-57）。

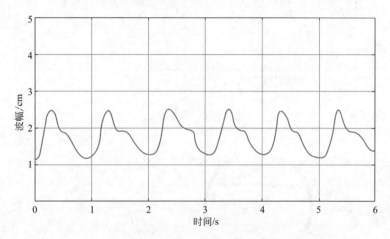

图 2-2-57　长脉脉图

6. 大脉

【脉象特征】　脉体宽大，但无脉来汹涌之势。特点为：寸口三部皆脉大而和缓、从容。

【体状诗】　大脉应指体宽庞，疾病见之病势长，大而无力为虚弱，大而有力邪气强。

【视觉脉图】　见图 2-2-58。

【临床意义】　多见于健康人，或为病进。

【机制分析】　健康人见之，为体魄健壮的征象。疾病中若脉大，则提示病情加重，故《素问·脉要精微论》说"大则病进"。脉大而数实者为邪实；脉大而无力者为正虚。

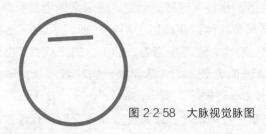

图 2-2-58　大脉视觉脉图

【脉图特点】

（1）主波 $h_1 \geq 12mm$。

（2）脉图总面积增大，潮波、重搏波依次下降（图 2-2-59）。

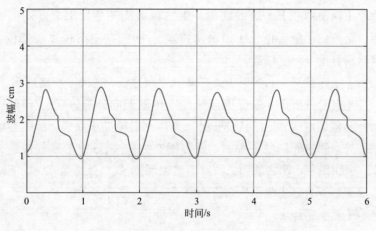

图 2-2-59　大脉脉图

第三节　常见相兼脉脉图

相兼脉是指凡两种或两种以上的单因素脉象相兼出现而构成的复合脉象，又称为"复合脉"。由于疾病是一个复杂的过程，可以由多种致病因素相兼致病，疾病中邪正斗争的形势会不断发生变化，疾病的性质和病位亦可随之而变，脏腑之间相互影响，因此，患者的脉象经常是两种或两种以上相兼出现。早在《难经》就有"浮而大散者，心也；浮而短涩者，肺也"的记载。《伤寒论》中就有对于相兼脉的记载，如"脉浮者，病在表，可发汗，宜麻黄汤。脉浮而数者，可发汗，宜麻黄汤""伤寒，发汗已解，半日许复烦，脉浮数者，可更发汗，宜桂枝汤"。李时珍在《濒湖脉学》中对多种相兼脉反映的疾病作了一定的总结，如"浮迟中风，浮数风热，浮紧风寒，浮缓风湿……"可见相兼脉对于临床诊断具有较大的意义。

1. 浮紧脉

【脉象特征】 轻取即得，重按稍减而不空，举之泛泛而有余，而兼见绷急弹指，状如牵绳转索。即脉在皮下较浅表部位，且其紧张度、力度较高。

【临床意义】 多见于外感寒邪之表寒证，或风寒痹病疼痛。

【机制分析】 表证见浮脉是机体驱邪向外的表现。浮脉提示外邪侵袭肤表，卫阳抗邪于外，人体气血趋向于肤表，脉气亦鼓动于外，邪盛而正气不虚时，脉浮而有力。紧脉提示寒邪侵袭人体，阻碍阳气，寒主收引，致脉道紧束而拘急。外感风寒，则卫阳抗邪而脉浮，寒主收引，血管拘急而脉紧，故脉多浮紧。

【脉图特点】

（1）脉图出现压（$P_出$）比正常脉要小，一般 $P_出 \leq 25g$，反映"轻取即得"。

（2）主波幅 $h_1 \geq 10mm$，重搏波波峰变浅或消失，$h_5 \leq 1mm$，降中峡变为转弯的直角或钝角（图 2-3-1）。

2. 浮数脉

【脉象特征】 轻取即得，重按稍减而不空，举之泛泛而有余，兼见脉来急促，一息五至以上不满七至。即脉在皮下较浅表部位且脉率较快，90 ~ 120 次 / min。

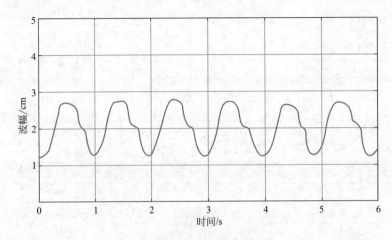

图 2-3-1　浮紧脉脉图（取脉压力 75g）

【临床意义】　多见于风热袭表的表热证。

【机制分析】　表证见浮脉是机体驱邪向外的表现。浮脉提示外邪侵袭肌表，卫阳抗邪于外，人体气血趋向于肌表，脉气亦鼓动于外，邪盛而正气不虚时，脉浮而有力。数脉在表证中多提示实热内盛或外感病邪热亢盛，正气不衰而邪正相争，气血受邪热鼓动而运行加速。

【脉图特点】

（1）$P_出 \leq 25g$，反映"轻取即得"。

（2）脉动周期 t 在 0.48~0.8s，脉率 91~120 次／min。

（3）脉形不拘（图 2-3-2）。

3. 浮滑脉

【脉象特征】　轻取即得，重按稍减而不空，举之泛泛而有余，应指圆滑，如珠走盘。

【临床意义】　多见于表证夹痰，常见于素体多痰湿而又感受外邪者。

【机制分析】　表证见浮脉是机体驱邪向外的表现。浮脉提

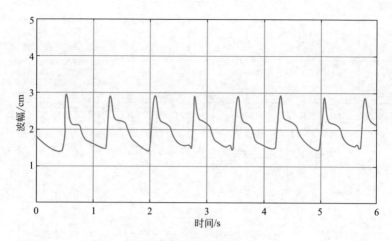

图 2-3-2 浮数脉脉图（取脉压力 75g）

示外邪侵袭肌表，卫阳抗邪于外，人体气血趋向于肌表，脉气亦鼓动于外，邪盛而正气不虚时，脉浮而有力。痰湿留聚、食积饮停，邪气充渍脉道，鼓动脉气，而见脉圆滑流利。感受表邪则见脉浮，其人多痰湿者则脉兼见滑，故脉浮滑。

【脉图特点】

（1）脉图出现压（$P_出$）比正常脉要小，一般 $P_出 \leqslant 25g$，反映"轻取即得"。

（2）$P\text{-}h_1$ 趋势曲线峰值左移，呈渐降型，最佳取法压力 ≤ 100g，若采用中取或沉取压力描记脉图，则主波幅反降，反映"重按稍减"。

（3）脉图呈双峰波。

（4）主波陡而狭，上升支陡直，下降支快，主波夹角：17°~22°。

（5）潮波起点下降，波峰减弱或消失，大多与主波融为一体，下降支滑利或由倾斜变陡直。

（6）降中峡低，$h_4 / h_1 < 0.3$。

（7）重搏波波峰明显，波峰变高变尖，其净高度 h_5 大于 1/4 主波幅 h_1（图 2-3-3）。

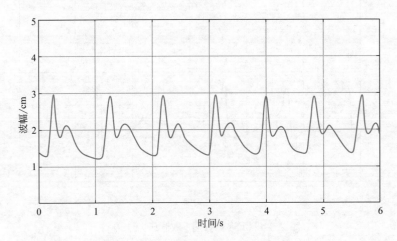

图 2-3-3　浮滑脉脉图（取脉压力 75g）

4. 沉迟脉

【脉象特征】　脉象轻取不应，重按始得，举之不足，按之有余，脉来一息不足四至。

【临床意义】　常见于里寒证：寒滞经脉、寒凝心脉、寒邪客胃以及脾胃虚寒等。

【机制分析】　沉脉，重按至筋骨乃得。如绵裹砂，内刚外柔（杨氏）。如石投水，必极其底，主里证，有力里实，无力里虚。迟为阳不胜阴，故脉来不及，主脏，有力冷痛，无力表寒，浮迟表寒，沉迟里寒。因此沉迟脉多见于里寒证。

【脉图特点】

（1）$P_出$ 比正常脉要大，一般 $P_出 \geq 75g$，反映"轻取不应"。

（2）最佳脉图出现在 175g 压力之后，反映"重按始得"。脉位 P-h_1 趋势曲线呈渐升形。

（3）脉动周期 $t_1 \geq 1.08s$。

（4）脉形不拘（图 2-3-4）。

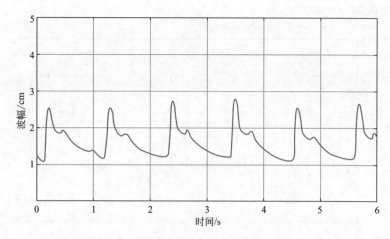

图 2-3-4　沉迟脉脉图（取脉压力 150g）

5. 沉弦脉

【脉象特征】　轻取不应，重按始得，端直以长，如按琴弦，举之不足，按之有余。

【临床意义】　常见于肝郁气滞，或水饮内停。

【机制分析】　沉脉，重按至筋骨乃得。如绵裹砂，内刚外柔（杨氏）。如石投水，必极其底，主里证，有力里实，无力里虚；弦为木盛之病，沉弦悬饮内痛；故沉弦之脉多见于肝郁气滞，或水饮内停之证。

【脉图特点】

（1）$P_{出}$ 比正常脉要大，一般 $P_{出} \geqslant 75g$，反映"轻取不应"，脉位 $P-h_1$ 趋势曲线呈渐升形。

（2）主波宽大，$W/t > 0.2$。

（3）潮波位置上升，接近主波，起点在主波幅 h_1 上 3/4 出现，使处于高峰的停留时间较长，或见潮波与主波幅融合，h_3/h_1 接近 1，伴见波峰增宽，甚至成为平顶。

（4）重搏波波谷与重搏波波峰相对处于较高位置，潮波波峰高于重搏波波峰（图2-3-5）。

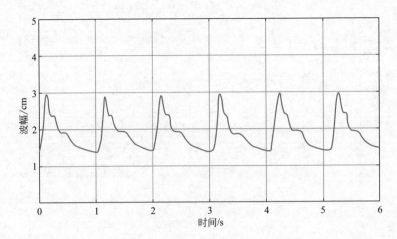

图 2-3-5　沉弦脉脉图（取脉压力 150g）

6. 沉涩脉

【脉象特征】　轻取不应，重按始得，往来艰涩，举之不足，按之有余。

【临床意义】　常见于血瘀证，尤其是寒凝血瘀者。

【机制分析】　沉脉，重按至筋骨乃得。如绵裹砂，内刚外柔（杨氏）。如石投水，必极其底，主里证，有力里实，无力里虚；涩脉主血少精伤之病；故沉涩之脉，有力为寒邪内袭所致之寒凝血瘀证；无力为阳虚而寒凝血瘀证。

【脉图特点】

（1）主波低平，升降均缓且有顿挫。主波上升起点或重搏波下降支缓慢延长，线型不流畅。脉图呈现低平土堡状。

（2）升支时值延长，t_1 可为 0.09～0.16s，脉搏周期 t 大多延长。

（3）主波角增宽，角度范围为 28°～50°。

（4）潮波、降中峡、重搏波位置相对上升，但形态不明显，波峰减弱或消失（图 2-3-6）。

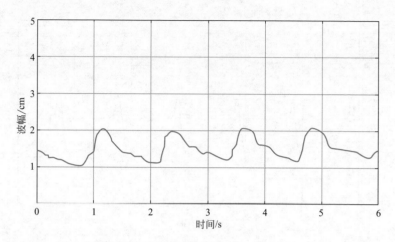

图 2-3-6　沉涩脉脉图（取脉压力 150g）

7. 沉细数脉

【脉象特征】　《脉决汇辨》："沉行筋骨，如石沉水。"脉细如线，但应指明显。 脉来急促，一息五六至。

【临床意义】　多见于阴虚内热或血虚。

【机制分析】　《景岳全书》所说："凡患虚损者，脉无不数，数脉之病，唯损最多，愈虚则愈数，愈数则愈危，岂数皆热病乎。若以虚数作热数，则万无不败者矣。"《诊家枢要》记载："往来如线，盖血冷气虚，不足以充故也。"病久精血亏虚，无以填充脉道，则见脉沉细，无以敛阳，而致阳气外越，则见脉数。 或病久阴虚，虚热内生，气血运行加快，且因阴虚不能充盈脉道而见脉体细小。

【脉图特点】

（1）$P_出$ 比正常脉要大，一般 $P_出 \geq 75g$，反映"轻取不应"。

（2）主波幅 $h_1 < 8mm$，升支坡度稍平缓，升支斜率小，降支

斜率小。

（3）潮波、重搏波波峰变浅或消失，降中峡有抬高现象。

（4）脉动周期 t 在 0.48 ~ 0.8s，脉率 91 ~ 120 次／min（图 2-3-7）。

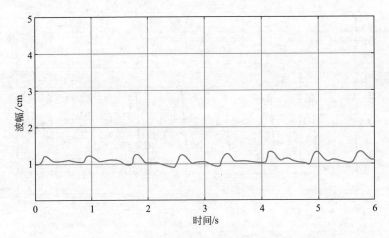

图 2-3-7　沉细数脉脉图（取脉压力 150g）

8. 弦数脉

【脉象特征】　端直以长，如按琴弦，一息五六至。

【临床意义】　多见于肝郁化火或肝胆湿热、肝阳上亢。

【机制分析】　肝主疏泄，调畅气机，以柔和为贵。若情志不遂，肝气郁结，疏泄失常，气郁不利导致经脉拘束则见弦脉。气机阻滞，阴阳不和，亦可致脉弦。《伤寒论》谓："数则为热"。或气机不畅、郁而化火，或湿热之邪滞留于肝胆，或肝阳亢盛，气血受邪热鼓动而运行加速，则见脉弦数。

【脉图特点】

（1）脉动周期 t 在 0.48 ~ 0.8s，脉率 91 ~ 120 次／min。

（2）主波宽大，$W／t > 0.2$。

（3）潮波位置上升，接近主波，起点在主波幅 h_1 上 3／4 出现，使处于高峰的停留时间较长，或见潮波与主波幅融合，h_3 / h_1 接近 1，伴见波峰增宽，甚至成为平顶。

（4）重搏波波谷与重搏波波峰相对处于较高位置，潮波波峰高于重搏波波峰（图 2-3-8）。

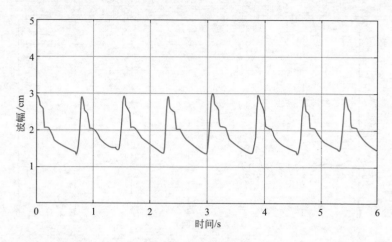

图 2-3-8　弦数脉脉图

9. 滑数脉

【脉象特征】　脉象往来流利，如盘走珠，应指圆滑，脉来一息五六至。

【临床意义】　常见于痰热（火）、湿热或食积内热。

【机制分析】　《脉经》中有言"滑数，心下结，热盛。"《诊家正眼》中言"滑数痰火"。综上可得，滑数脉的形成离不开两个要素："结"与"热"。"结"的部位为心下胃脘，其性多为痰饮、食积之邪，故脉来流利，实邪久而化热，因热故而脉来急数。

【脉图特点】

（1）脉图呈双峰波。

（2）主波陡而狭，上升支陡直，下降支快，主波夹角：17°～22°。

（3）潮波起点下降，波峰减弱或消失，大多与主波融为一体，下降支滑利或由倾斜变陡直。

（4）降中峡低，$h_4 / h_1 < 0.3$。

（5）重搏波波峰明显，波峰变高变尖，其净高度 h_5 大于 1/4 主波幅 h_1。

（6）脉动周期 t 在 $0.48 \sim 0.8s$，脉率 $91 \sim 120$ 次／min（图 2-3-9）。

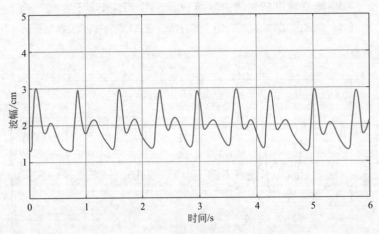

图 2-3-9　滑数脉脉图

10. 洪数脉

【脉象特征】　脉形宽大，来盛去衰，来大去长，应指浮大而有力，脉来一息五六至。洪脉：指下极大（《脉经》）；来盛去衰（《素问》）。

【临床意义】　常见于阳明经证、气分热盛，多见于外感热病。

【机制分析】　洪数脉多见于阳明气分热盛证。此时邪热亢盛，充斥内外，且正气不衰而奋起抗邪，邪正剧烈交争，气盛血涌，脉管扩大，故脉大而充实有力，且脉来急数。其脉来时具有浮、大、强的特点，脉来如波峰高大陡峻的波涛，汹涌盛满，充实有力即所谓"来盛"；脉去如落下之波涛，较来时势缓力弱，即所谓"去衰"。

【脉图特点】

（1）上升支陡直，$t_1 \leq$ 正常时间；主波幅明显增高，$h_1 >$ 正常波幅。

（2）主波角（θ）$< 20°$。

（3）降支速度快，降中峡波谷深，$h_4 / h_1 < 0.3$。

（4）脉动周期 t 在 $0.48 \sim 0.8$s，脉率 $91 \sim 120$ 次／min（图 2-3-10）。

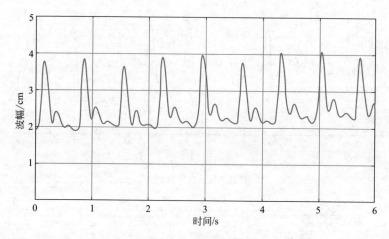

图 2-3-10 洪数脉脉图

第三章　常见疾病脉图

03

　　疾病是机体在一定条件下，受病因损害作用后，因自稳调节功能紊乱而发生的异常生命活动过程。疾病与血液循环障碍有对应的关系。就疾病本质而言，任何疾病都是整体反应，但以局部为主或者以全身为主。在疾病过程中，局部和整体的反应可互相影响。

　　局部的血液循环障碍势必影响全身血液循环。动脉血压随左心室收缩和舒张活动呈周期性波动，这种周期性血压变化所引起的动脉血管的扩张与回缩称为动脉脉搏，亦即通常所说的脉搏。血液不停地随血液循环流经机体的各个组织器官，因此血液必定带有机体各组织器官以及血管和血液本身的信息，这些信息必然影响到脉搏，使脉搏本身成为信息，同时，血液流经各个组织器官时，各组织器官都处于其各自当时的生理或病理状态下，组织器官的生理或病理状态必然对血液和血管造成影响，从而影响到脉搏，这时的脉搏必然携带着组织器官的生理或病理状态的信息，故脉搏又是机体生理或病理状态产生的随机信息的载体，所以，脉搏具有信息和载体的两重性，不同的脉象反映了不同的疾病信息。

　　中医学对脉搏和脉象的研究最早，历代都有发展。中医记载的脉象有 28 种之多，中医学的切脉即用手指的触觉和压觉分析桡动脉的脉搏频率、强弱、沉浮迟数及其他特征，借以诊断循环系统和其他脏腑的疾病。脉诊是中医诊断的主要方法之一，简便易行，经济方便，无需任何仪器和烦琐的过程，并能避免仪器检查诊断中对人体造成的损伤，因而有很高的实用价值。

第一节　常见心血管疾病脉图

脉象的形成与心血管的功能密切相关，心血管系统发生病变，脉象亦有相应的改变。掌握脉象及脉图变化与心血管疾病的关系，有助于心血管疾病的临床诊断，辨证分型，观察疗效，推断预后。

脉象是脉管搏动的指感形象。现代脉学研究证实：（1）脉管的搏动是由心脏射血活动引起的血液和血管壁的振荡，这种振荡受到波的离散、血液和管壁黏滞性的阻尼作用、外周反射波的叠加、动脉管壁弹性模量等因素的影响。（2）脉象的形成和变化与心肌的健损、收缩力的强弱、传导功能状态等因素有关；与心脏搏动的速率、节律、每搏输出量、有效循环血量、血液的成分、血液黏度、血凝状况、血液流速流态等有关；与脉管的粗细、弹性，血管壁内外的阻力等有关。综上所述，心、血、脉三者是决定脉象的三大基本要素，脉象首先反映心血管系统的功能状态，脉象及脉图的变化可以较集中地反映出心血管系统某些病变特征。

一、室性心律失常

室性心律失常指起源于心室的心律失常，是常见的心律失常，包括室性早搏（室早）、室性心动过速（室速）、心室颤动（室颤）等。室速，尤其是合并器质性心脏病的室速，通常是可导致室颤、猝死等严重后果的心律失常。

【临床表现】

冠心病心律失常是因冠状动脉供血不足、微循环障碍引起，主要临床表现为胸闷、乏力、心悸、头晕伴耳鸣，舌暗红少苔，脉结代或细数等，具有发病急、预后差等特点，若不及时治疗，可引发心力衰竭，严重时可造成休克。

【脉图特点】

室性心律失常心血瘀阻证促脉脉图：

（1）主波升支较陡，降支急促，重搏波起点下降，波峰抬高，三波峰清晰。

（2）脉动周期 t 不等，t 值之差 $>0.12s$，脉波之间多个插入性小波，大小不等。

（3）脉率 >90 次 / min（图 3-1-1）。

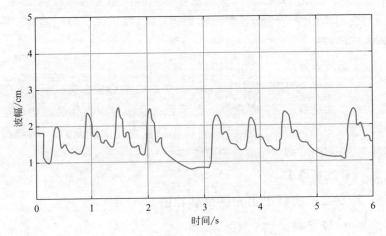

图 3-1-1　左寸促脉脉图（取脉压力 125g）

【西医治疗】

对室性心律失常的治疗主要有药物和非药物治疗。药物治疗仍是室性心律失常的主要手段之一。药物包括抗心律失常药物与有抗心律失常作用的非抗心律失常药物。抗心律失常药物选择主要根据基础心脏病变、心功能状态、药物副作用及总体病死率而定。

【中医治疗】

室性心律失常属于中医"心悸""胸痹"的范畴。心悸病位在心，其和肝、脾、肾、肺关系密切，其病机多为心阳不振，心血不足。辨证分为心血不足、心阳不振、心阴亏虚、心脉瘀阻、心虚胆怯、水饮凌心等证型。气阴两虚治宜益气养阴，养心安神；痰瘀痹阻治宜祛痰化瘀，宁心安神；心虚胆怯治宜养心安神，镇惊定志。

二、高血压病

高血压病是一种以动脉血压持续升高为特征的进行性"心血管综合征"，它是心脑血管疾病最主要的危险因素，可导致脑卒中、心力衰竭及慢性肾脏病等靶器官损害。致残率高、致死率高，严重消耗医疗和社会资源。

【临床表现】

早期和中青年患者可有眩晕、头痛、心烦心悸、失眠多梦、急躁易怒、面潮红、乏力等症状，老年患者及部分中青年患者也可症状轻微或无临床症状。老年患者可见脉弦大而重按无力。舌红或淡胖，苔薄白或薄黄，或苔白厚腻等。

【脉图特点】

1. 高血压病肝阳上亢证弦脉脉图

（1）主波宽大，$W/t > 0.2$。

（2）潮波位置上升，接近主波，起点在主波幅 h_1 上 3／4 出现，使处于高峰的停留时间较长，或见潮波与主波幅融合，h_3/h_1 接近 1，伴见波峰增宽，甚至成为平顶。

（3）重搏波波谷与重搏波波峰相对处于较高位置，潮波波峰高于重搏波波峰（图 3-1-2）。

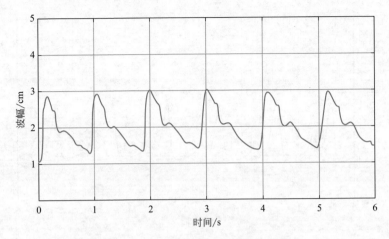

图 3-1-2　左关弦脉脉图（取脉压力 150g）

2. 高血压病痰浊上蒙证滑脉脉图

（1）脉图呈双峰波。

（2）主波陡而狭，上升支陡直，下降支快，主波夹角：17°～22°。

（3）潮波起点下降，波峰减弱或消失，大多与主波融为一体，下降支滑利或由倾斜变陡直。

（4）降中峡低，$h_4 / h_1 < 0.3$。

（5）重搏波波峰明显，波峰变高变尖，其净高度 h_5 大于 1／4 主波幅 h_1（图 3-1-3）。

3. 高血压病气血亏虚证弱脉脉图

（1）脉图出现压（$P_出$）比正常脉要大，一般 $P_出 \geqslant 75g$，反映"轻取不应"。

（2）P-h_1 趋势曲线峰值右移，呈渐升型，最佳取脉压力 $\geqslant 175g$，反映"重按始得"。

（3）$h_1 < 7mm$，脉图面积较小，反映脉体细小。

（4）h_3 / h_1 增大，t_1 延长，W / t 增大（图 3-1-4）。

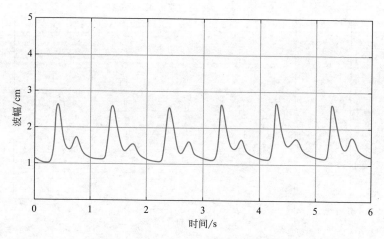

图 3-1-3　左关滑脉脉图（取脉压力 150g）

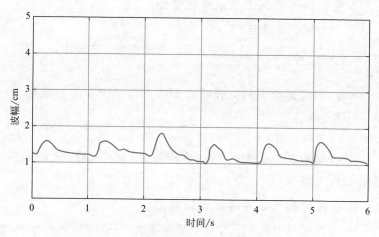

图 3-1-4　左关弱脉脉图（取脉压力 150g）

4. 高血压病肝肾阴虚证弦细数脉脉图

（1）主波幅 h_1 < 8mm，主波宽大，W 值增大，降支斜率减小。

（2）潮波位置上升，接近主波，起点在主波幅 h_1 上 3/4 出现，使处于高峰的停留时间较长，或见潮波与主波幅融合，h_3/h_1 接近于 1，伴见波峰增宽，甚至成为平顶。

（3）重搏波波谷与重搏波波峰相对处于较高位置，潮波顶点高于重搏波顶点。

（4）脉动周期 t 在 0.48～0.8s，脉率 91～120 次/min（图 3-1-5）。

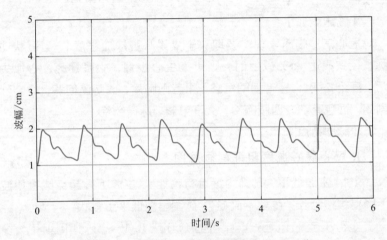

图 3-1-5　左关弦细数脉脉图（取脉压力 125g）

【西医治疗】

高血压病治疗以药物为主，包含利尿药、β受体阻滞剂、α受体阻滞剂、钙通道阻滞剂（CCB）、血管紧张素转换酶抑制剂（ACEI）、血管紧张素受体拮抗剂（ARB）在内的六大类降压药物及其不同组合。通过提高高血压病患者的控制率，实现持续平稳降压，加强靶器官保护作用，减少高血压病并发症。

【中医治疗】

高血压病属于中医"眩晕、头痛"等病证范畴。根据辨证分型主要治疗方法：肝阳上亢证治宜平肝潜阳，滋养肝肾；痰浊上蒙证治宜燥湿化痰，健脾和胃；气血亏虚证治宜补养气血，健运脾胃；肝肾阴虚证治宜补肾益阴，柔肝息风。

三、冠心病

冠状动脉粥样硬化性心脏病（简称冠心病），是在冠状动脉粥样硬化导致管腔狭窄的基础上，由于冠状动脉供血不足，心肌急性、短暂性缺血、缺氧所引起的临床综合征。主要分为隐匿型、心绞痛型、心肌梗死型、心力衰竭型、猝死型五个类型。

【临床表现】

冠心病的临床表现主要取决于受累心脏缺血程度。当冠状动脉管径狭窄达 75% 以上时，则可产生心绞痛、心肌梗死、心律失常，甚至猝死。轻者胸闷气憋，重者则胸痛，或胸痛彻背，或突然剧痛，面色苍白，四肢厥冷，大汗淋漓，脉微欲绝。

【脉图特点】

1. 冠心病心血瘀阻证涩脉脉图

（1）主波低平，升降均缓且有顿挫。主波上升起点或重搏波下降支缓慢延长，线型不流畅。脉图呈现低平土堡状。

（2）升支时值延长，t_1 可为 0.09～0.16s，脉搏周期 t 大多延长。

（3）主波角增宽，角度范围为 28°～50°。

（4）潮波、降中峡、重搏波位置相对上升，但形态不明显，波峰减弱或消失（图 3-1-6）。

2. 冠心病寒滞心脉证弦紧脉脉图

（1）主波升支陡峭，上升时间 t_1 小于 0.06s，主波上 1/3 宽度 W 值增大，升降支斜率减小。

（2）潮波位置升高、肩平，接近主波，起点在主波幅 h_1 上 3/4 出现，见方角或钝角，下降支僵直，使处于高峰的停留时间较长，或见潮波与主波幅融合，h_3/h_1 接近 1，伴见波峰增宽，甚至

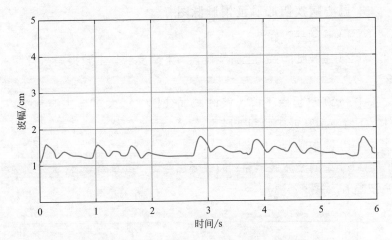

图 3-1-6　左寸涩脉脉图（取脉压力 125g）

成为平顶。

（3）重搏波波谷与重搏波波峰相对处于较高位置，波峰净高 $h_5 \leqslant 1mm$，波峰变浅或消失，降中峡变为转弯的直角或钝角，潮波波峰高于重搏波波峰（图 3-1-7）。

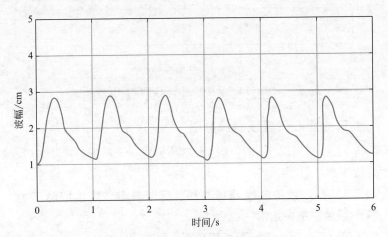

图 3-1-7　左寸弦紧脉脉图（取脉压力 160g）

3. 冠心病痰阻心脉证滑脉脉图

（1）脉图呈双峰波。

（2）主波陡而狭，上升支陡直，下降支快，主波夹角：17°～22°。

（3）潮波起点下降，波峰减弱或消失，大多与主波融为一体，下降支滑利或由倾斜变陡直。

（4）降中峡低，$h_4 / h_1 < 0.3$。

（5）重搏波波峰明显，波峰变高变尖，其净高度 h_5 大于 1／4 主波幅 h_1（图 3-1-8）。

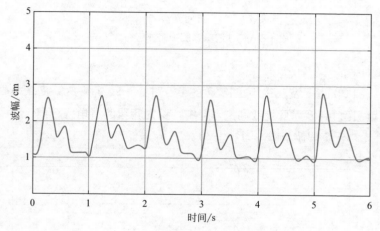

图 3-1-8　左寸滑脉脉图（取脉压力 150g）

4. 冠心病心气虚证弱脉脉图

（1）脉图出现压（$P_出$）比正常脉要大，一般 $P_出 \geq 75g$，反映"轻取不应"。

（2）P-h_1 趋势曲线峰值右移，呈渐升型，最佳取脉压力 $\geq$ 175g，反映"重按始得"。

（3）$h_1 < 7mm$，脉图面积较小，反映脉体细小。

（4）h_3 / h_1 增大，t_1 延长，W / t 增大（图 3-1-9）。

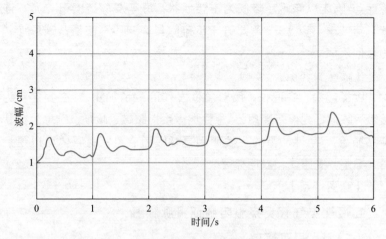

图 3-1-9　左寸弱脉脉图（取脉压力 150g）

【西医治疗】

目前冠心病的治疗方法主要有内科药物治疗、心脏介入治疗和外科手术治疗，其治疗目的主要是改善缺血缺氧，控制动脉粥样硬化的危险因素，对症处理缺血缺氧引起心脏机械功能障碍及心律失常，维持良好的心脏灌注。

【中医治疗】

冠心病属于中医"胸痹""心痛""真心痛"等病范畴。证型主要包括心血瘀阻型、痰阻心脉型、寒滞心脉型、阳气虚衰型、气阴两虚型这五个证型，治疗冠心病主要以活血化瘀、益气通络、化痰散结、宽胸理气为主。

第二节　常见呼吸系统疾病脉图

一、慢性支气管炎

慢性支气管炎是气管、支气管黏膜及周围组织的慢性非特异性炎症。临床以咳嗽、咳痰为主要症状，每年发病持续 3 个月，连续 2 年或 2 年以上。需要进一步排除具有咳嗽、咳痰、喘息症状的其他疾病。

【临床表现】

缓慢起病，病程长，反复急性发作而病情加重。主要症状为咳嗽、咳痰，或伴有喘息。急性加重系指咳嗽、咳痰、喘息等症状突然加重。急性加重的主要原因是呼吸道感染，病原体可以是病毒、细菌、支原体和衣原体等。

【脉图特点】

1. 慢性支气管炎痰湿阻肺证滑脉脉图

（1）脉图呈双峰波。

（2）主波陡而狭，上升支陡直，下降支快，主波夹角：17°～22°。

（3）潮波起点下降，波峰减弱或消失，大多与主波融为一体，下降支滑利或由倾斜变陡直。

（4）降中峡低，$h_4 / h_1 < 0.3$。

（5）重搏波波峰明显，波峰变高变尖，其净高度 h_5 大于 1/4 主波幅 h_1（图 3-2-1）。

2. 慢性支气管炎痰热郁肺证滑数脉脉图

（1）脉动周期 t 在 0.48～0.8s，脉率 91～120 次/min。

（2）主波陡而狭，波峰较尖，主波角≤30°。

（3）脉图呈双峰波。

（4）潮波起点下降，波峰减弱或消失，大多与主波融为一体，下降支滑利或由倾斜变陡直。

（5）降中峡低。

（6）重搏波波峰明显，波峰变高变尖，其净高度 h_5 大于 1/4 主波高度 h_1（图 3-2-2）。

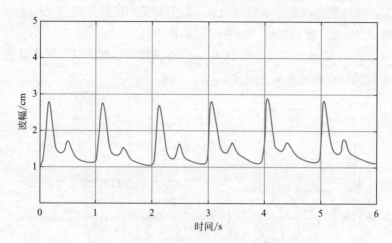

图 3-2-1　右寸滑脉脉图（取脉压力 150g）

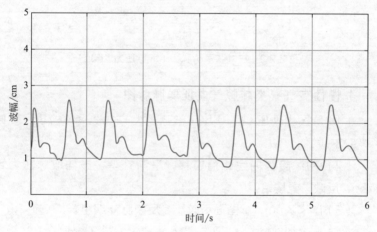

图 3-2-2　右寸滑数脉脉图（取脉压力 150g）

3. 慢性支气管炎痰饮停肺证弦紧脉脉图

（1）主波宽大，主波宽度为（0.310±0.035）mm，升降支斜率减小。

（2）潮波位置上升，接近主波，起点在主波幅 h_1 上 3／4 出现，使处于高峰的停留时间较长，或见潮波与主波幅融合，h_3 / h_1 接近1，伴见波峰增宽，甚至成为平顶。

（3）重搏波波峰净高 $h_5 \leqslant 1mm$，波峰变浅或消失，降中峡变为转弯的直角或钝角（图3-2-3）。

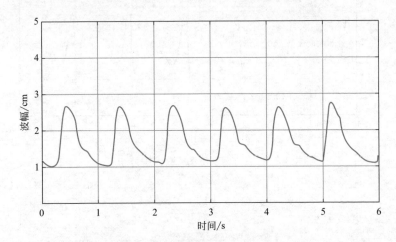

图3-2-3　右寸弦紧脉脉图（取脉压力150g）

4. 慢性支气管炎肺脾气虚证弱脉脉图

（1）脉图出现压（$P_{出}$）比正常脉要大，一般 $P_{出} \geqslant 75g$，反映"轻取不应"。

（2）$P\text{-}h_1$ 趋势曲线峰值右移，呈渐升型，最佳取脉压力 $\geqslant 175g$，反映"重按始得"。

（3）$h_1 < 7mm$，脉图面积较小，反映脉体细小。

（4）h_3 / h_1 增大，t_1 延长，W / t 增大（图3-2-4）。

【西医治疗】

控制感染，可选用喹诺酮类、大环内酯类、β-内酰胺类口服，病情严重时静脉给药。镇咳祛痰，可试用复方甘草合剂，也可加用祛痰药溴己新等，干咳为主者可用镇咳药物。平喘，有气喘者可加用解痉平喘药，或用茶碱控释剂，或长效 β_2 受体激动剂加糖

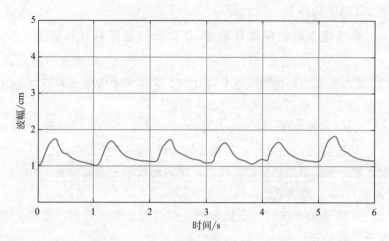

图 3-2-4　右寸弱脉脉图（取脉压力 150g）

皮质激素吸入。

【中医治疗】

慢性支气管炎多属中医"咳嗽""哮喘""痰饮"范畴，传统中医采取急则治标、缓则治本或标本同治的临床原则。根据辨证分型治疗为：痰湿阻肺证治宜化痰燥湿；痰热郁肺证治宜清热化痰止咳；痰饮停肺证治宜温肺化饮；肺脾气虚证治宜健脾益肺。

二、慢性阻塞性肺病

慢性阻塞性肺病是一种常见的以持续气流受限为特征的可以预防和治疗的疾病，气流受限进行性发展，与气道和肺脏对有毒颗粒或气体的慢性炎性反应增强有关。

【临床表现】

主要临床表现有：慢性咳嗽，晨起较重；咳白色黏痰或浆液性泡沫痰，合并感染时，转为黏液脓性痰；偶有血痰。气短或呼吸困难；疲乏无力、食欲下降、体重减轻、头痛、焦虑、抑郁等。

【脉图特点】

慢性阻塞性肺病肺肾阴虚、痰饮恋肺证浮弦数脉脉图

（1）$P_{出} \leqslant 25g$，反映"轻取即得"。 P-h_1 趋势曲线峰值左移，呈渐降型，最佳取脉压力 $\leqslant 100g$，若采用中取或沉取压力描记脉图，则主波幅反降，反映"重按稍减"。

（2）主波宽大，$W/t > 0.2$。

（3）潮波位置上升，接近主波，起点在主波幅 h_1 上 3/4 出现，使处于高峰的停留时间较长，或见潮波与主波幅融合，h_3/h_1 接近 1，伴见波峰增宽，甚至成为平顶。

（4）重搏波波谷与重搏波波峰相对处于较高位置，潮波波峰高于重搏波波峰。

（5）脉动周期 t 在 0.48～0.8s，脉率 91～120 次/min（图 3-2-5）。

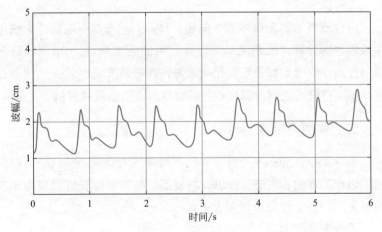

图 3-2-5　浮弦数脉脉图

【西医治疗】

稳定期可采用药物治疗：①支气管扩张剂；②吸入糖皮质激素；③祛痰和镇咳祛痰剂；④抗氧化剂。 急性加重期可采用治疗：①吸氧；②支气管扩张剂；③全身糖皮质激素；④抗感染药物。

【中医治疗】

慢性阻塞性肺病属中医"咳嗽""喘证""肺胀"等范畴，病机为肺脾肾虚、痰阻、血瘀。急性加重期治宜清热化痰、燥湿化痰、活血化瘀、补气活血；稳定期治宜补肺健脾、补益肺肾。

三、肺结核

肺结核是由结核分枝杆菌引发的肺部感染性疾病。是严重威胁人类健康的疾病。结核分枝杆菌的传染源主要是排菌的肺结核患者，通过呼吸道传播。健康人感染结核菌并不一定发病，只有在机体免疫力下降时才发病。

【临床表现】

有较密切的结核病接触史，起病可急可缓，多为低热（午后为著）、盗汗、乏力、纳差、消瘦、女性月经失调等；呼吸道症状有咳嗽、咳痰、咯血、胸痛、不同程度胸闷或呼吸困难。

【脉图特点】

1. 肺结核肺阴亏虚证细数脉脉图

（1）主波幅 $h_1 <$ 8mm，升支坡度稍平缓，升支斜率小，降支斜率小。

（2）脉动周期 t 在 0.48~0.8s，脉率 91~120 次/min。

（3）潮波、重搏波波峰变浅或消失，降中峡有抬高现象（图3-2-6）。

2. 肺结核肺阴虚火旺证弦数脉脉图

（1）主波宽大，$W/t >$ 0.2。

（2）潮波位置上升，接近主波，起点在主波幅 h_1 上 3/4 出现，使处于高峰的停留时间较长，或见潮波与主波幅融合，h_3/h_1 接近 1，伴见波峰增宽，甚至成为平顶。

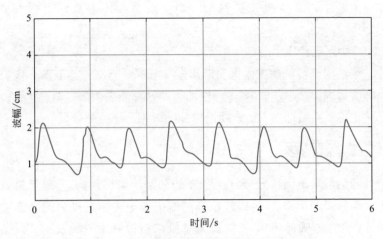

图 3-2-6 右寸细数脉脉图（取脉压力 150g）

（3）重搏波波谷与重搏波波峰相对处于较高位置，潮波波峰高于重搏波波峰。

（4）脉动周期 t 在 0.48～0.8s，脉率 91～120 次／min（图 3-2-7）。

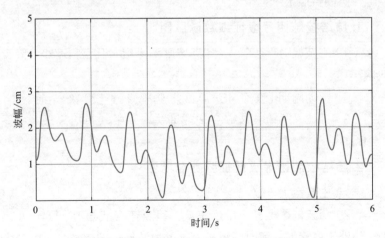

图 3-2-7 右寸弦数脉脉图（取脉压力 125g）

3. 肺结核气阴两虚证弱数脉脉图

（1）取脉压力偏大，表示脉位偏沉。

（2）主波幅低下，$h_1 < 7mm$，潮波隐约可见，脉图面积较小，表示脉体细小。

（3）脉动周期 t 在 $0.48 \sim 0.8s$，脉率 $91 \sim 120$ 次/min。

（4）h_3 / h_1 变小，t_1 延长，W / t 增大（图 3-2-8）。

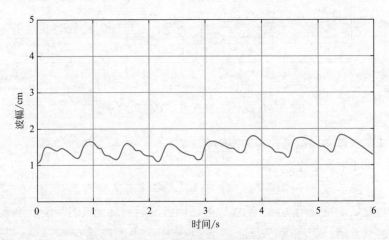

图 3-2-8　右寸弱数脉脉图（取脉压力 125g）

4. 肺结核阴阳两虚证虚脉脉图

（1）$P\text{-}h_1$ 趋势曲线形态呈低平型，反映脉力较弱。

（2）主波幅 $h_1 < 8mm$。上升支高度减低，下降支时间变长，基线不稳，并且在下一个波上升之前出现明显的负波。

（3）潮波、重搏波波峰变浅，波峰呈圆形钝角、峰值低（图 3-2-9）。

【西医治疗】

药物治疗的主要作用在于缩短传染期、降低死亡率、感染率及患病率。对于每个具体患者，则为达到临床及生物学治愈的主要措施，合理化治疗是指对活动性结核病坚持早期、联用、适量、规

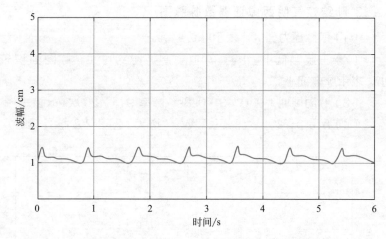

图 3-2-9　左寸虚脉脉图（取脉压力 100g）

律和全程使用敏感药物的原则。

【中医治疗】

肺结核属于中医"肺痨"范畴。根据辨证分型治疗为：肺阴亏虚证治宜滋阴润肺；阴虚火旺证治宜滋阴润肺；气阴两虚证治宜益气养阴；阴阳两虚证治宜滋阴补阳。中医药治疗有杀菌、抑菌、降低毒性、降低耐药发生率和提高患者免疫功能等优势。

第三节　常见消化系统疾病脉图

脾、胃、小肠、大肠是人体消化、吸收的主要脏腑，消化系统疾病主要与脾、胃、肠等脏腑密切相关。脾主运化，主升清，主统血，主肌肉、四肢，脾喜燥恶湿；胃主受纳、腐熟，主降浊，胃喜润恶燥；小肠主受盛化物，主分清泌浊；大肠主传导。

在感受外邪、内伤饮食、情志不畅等病因作用下，容易发生消化系统疾病。脾失健运，水谷不化，则易出现纳呆、腹胀、便溏、消瘦等病症；胃失和降，受纳腐熟失常，则易出现嗳气、呕吐、胃脘痛等病症；大肠传导失司，则易出现泄泻、便秘等病症。

气血是形成脉象的物质基础，而"脾胃为后天之本，气血生化之源"，气血的盛衰，与脾胃运化生成的水谷精微之气密切相关，常表现为"胃气"的多少。因此，在临床上，通过体察脉象，可以很好地判断消化系统疾病。本节着重探讨慢性胃炎、慢性乙型肝炎、便秘三个常见病的脉图。

一、慢性胃炎

慢性胃炎是消化系统常见疾病之一，是指由各种因素引起的胃黏膜慢性炎性或萎缩性改变，属于中医学"胃脘痛""痞满""嘈杂"等病范畴。其发病率很高，在接受胃镜检查的患者中检出率高达 80%～90%，且病程常迁延难愈，严重危害人们健康。

【临床表现】

慢性胃炎常见临床表现有：①脘腹钝痛、灼痛、隐痛等胃脘局部症状；②食欲不振、消谷善饥、饥不欲食、胃中嘈杂、嗳气泛酸、恶心欲呕等消化不良症状；③呕血、黑便、消瘦等继发症状；④舌淡，或舌红，苔厚，脉缓、弱，或脉弦等舌脉证候。

【脉图特点】

1. 慢性胃炎肝胃气滞证弦脉脉图

（1）主波宽大，$W/t > 0.2$。

（2）潮波位置上升，接近主波，起点在主波幅 h_1 上 3/4 出现，使处于高峰的停留时间较长，或见潮波与主波幅融合，h_3/h_1 接近 1，伴见波峰增宽，甚至成为平顶。

（3）重搏波波谷与重搏波波峰相对处于较高位置，潮波波峰高于重搏波波峰（图 3-3-1）。

2. 慢性胃炎胃热炽盛证沉数脉脉图

（1）$P-h_1$ 趋势曲线顶点右移，呈渐升型。

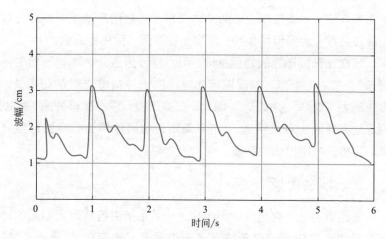

图 3-3-1　右关弦脉脉图（取脉压力 150g）

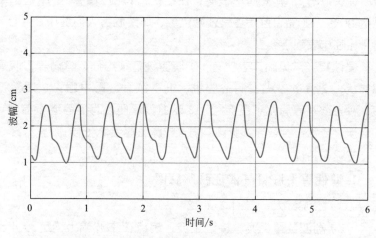

图 3-3-2　右关沉数脉脉图（取脉压力 150g）

（2）潮波隐约可见，波峰及脉形均正常。

（3）脉动周期 0.53s，脉率 114 次／min。

（4）主波夹角小于 30°（图 3-3-2）。

3. 慢性胃炎胃阴亏虚证沉细数脉脉图

（1）主波幅 $h_1 <$ 8mm，升支坡度稍平缓，升支斜率小，降支

斜率小。

（2）脉动周期 t 在 0.48~0.8s，脉率 91~120 次/min。

（3）潮波、重搏波波峰变浅或消失，降中峡有抬高现象（图 3-3-3）。

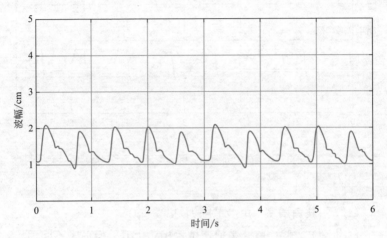

图 3-3-3　右关沉细数脉脉图（取脉压力 150g）

4.慢性胃炎脾胃虚寒证沉细脉脉图

（1）脉图出现压（$P_{出}$）比正常脉要大，一般 $P_{出} \geqslant 75g$，反映"轻取不应"。

（2）P-h_1 趋势曲线峰值右移，呈渐升型，最佳取脉压力 $\geqslant 175g$。

（3）主波幅 $h_1 < 8mm$，升支坡度稍平缓，升支斜率小，降支斜率小。

（4）潮波起点升高，波峰峰值 h_3 增大（图 3-3-4）。

5.慢性胃炎瘀血停胃证涩脉脉图

（1）主波低平，升降均缓且有顿挫。主波上升起点或重搏波下降支缓慢延长，线型不流畅。脉图呈现低平土堡状。

（2）升支时值延长，t_1 可为 0.09~0.16s，脉搏周期 t 大多

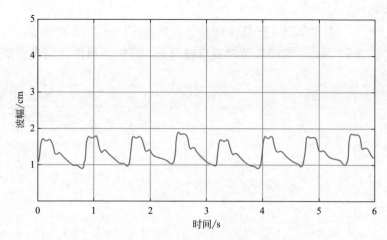

图 3-3-4 右关沉细脉脉图（取脉压力 150g）

延长。

（3）主波角增宽，角度范围为 28°～50°。

（4）潮波、降中峡、重搏波位置相对上升，但形态不明显，波峰减弱或消失（图 3-3-5）。

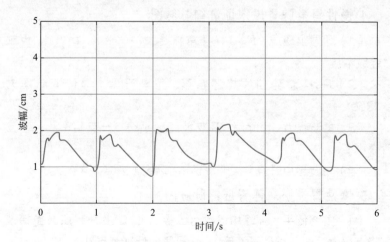

图 3-3-5 右关涩脉脉图（取脉压力 125g）

【西医治疗】

现代医学认为慢性胃炎主要是由幽门螺杆菌（Hp）感染、饮食、环境、自身免疫等因素引起胃黏膜的慢性炎症。内科治疗主要包括：根除 Hp、抑酸、保护胃黏膜、纠正自身免疫反应、促胆汁排泄等。外科治疗主要包括：内镜清创术、溃疡修补加高选择性迷走神经切断术等。

【中医治疗】

中医治疗慢性胃炎主要是辨证施治，常见证型及治法有：肝胃气滞证治宜疏肝理气、和胃止痛；胃热炽盛证治宜泄热和胃；胃阴亏虚证治宜养阴益胃；脾胃虚寒证治宜温中健脾；瘀血停胃证治宜活血化瘀等。常用外治法包括穴位注射、脐贴、针灸、推拿等。

二、慢性乙型肝炎

慢性乙型肝炎是指由慢性乙肝病毒感染导致的以肝脏炎症和坏死病变为主的一种全身性感染病，属中医"黄疸""胁痛""鼓胀"等病范畴。慢性乙型肝炎可导致肝硬化和肝细胞癌等严重后果，带来巨大的社会经济负担，已成为全球公共卫生问题。

【临床表现】

慢性乙型肝炎常见临床表现有：①食少纳差、恶心欲呕、腹胀便溏等消化不良症状；②肝区疼痛、压痛、叩痛等肝脏局部症状；③神疲乏力、关节酸痛、脾大、腹水、肝掌等继发症状；④舌淡或舌绛，苔黄腻或少苔，脉弦、滑、数等舌脉证候。

【脉图特点】

1. 慢性乙型肝炎肝胆湿热证弦滑脉脉图

（1）潮波位置上升，接近主波，或见潮波与主波幅融合。

（2）重搏波波峰明显，波峰变高变尖，波谷与波峰相对处于较高位置，潮波峰值 h_3 高于重搏波的峰值 h_4（图 3-3-6）。

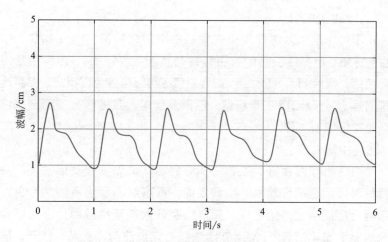

图 3-3-6 左关弦滑脉脉图（取脉压力 125g）

2. 慢性乙型肝炎肝郁气滞证沉弦细脉脉图

（1）主波幅 $h_1 < 8$mm，主波宽大，降支斜率减小。

（2）潮波位置上升，接近主波，起点在主波幅 h_1 上 3／4 出现，伴见波峰增宽，甚至成为平顶。

（3）潮波、重搏波波峰变浅，降中峡有抬高（图 3-3-7）。

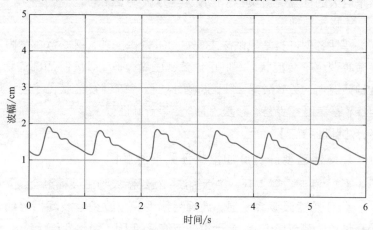

图 3-3-7 左关弦细脉脉图（取脉压力 150g）

3. 慢性乙型肝炎肝郁脾虚证沉弦脉脉图

（1）P-h_1 趋势曲线峰值右移，呈渐升型，最佳取脉压力 ≥175g。

（2）主波宽大，W /t > 0.2。

（3）潮波位置上升，接近主波，起点在主波幅 h_1 上 3／4 出现，使处于高峰的停留时间较长，或见潮波与主波幅融合，h_3／h_1 接近 1，伴见波峰增宽，甚至成为平顶。

（4）重搏波波谷与重搏波波峰相对处于较高位置，潮波波峰高于重搏波波峰（图 3-3-8）。

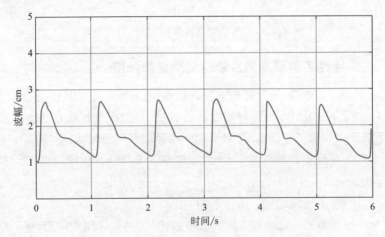

图 3-3-8　左关沉弦脉脉图（取脉压力 150g）

4. 慢性乙型肝炎肝肾阴虚证细数脉脉图

（1）潮波波峰变浅或消失，降中峡降低。

（2）脉波波速稍大。

（3）脉动周期 t 在 0.48～0.8s，脉率 91～120 次／min（图 3-3-9）。

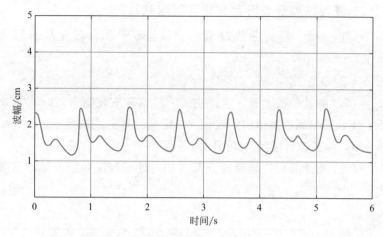

图 3-3-9　左关细数脉脉图（取脉压力 125g）

5. 慢性乙型肝炎瘀血阻络证细涩脉脉图

（1）主波幅 $h_1 < 8mm$，降支斜率小。

（2）主波低平，升降均缓且有顿挫。主波上升起点或重搏波下降支缓慢延长，线型不流畅。脉图呈现低平土堡状。

（3）升支时值延长，t_1 可为 0.09～0.16s，脉搏周期 t 大多延长。

（4）主波角增宽，角度范围为 28°～50°。

（5）潮波、降中峡、重搏波位置相对上升，但形态不明显，波峰减弱或消失（图 3-3-10）。

【西医治疗】

现代医学治疗慢性乙型肝炎的方法有：干扰素或核苷（酸）类似物的单药治疗；干扰素或核苷（酸）类似物的联合治疗。但仍不能彻底治愈慢性乙肝，目前正在探索开发新药及优化联合、免疫疗法或凋亡疗法，以期彻底根除慢性乙肝病毒感染。

【中医治疗】

中医治疗慢性乙肝主要是辨证施治，常见证型及治法有：肝胆

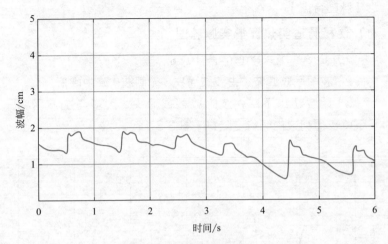

图 3-3-10　细涩脉脉图（取脉压力 125g）

湿热证治宜清肝利胆泄热；肝郁气滞证治宜疏肝理气解郁；肝郁脾虚证治宜疏肝解郁健脾；肝肾阴虚证治宜养血柔肝、滋阴补肾；瘀血阻络证治宜活血化瘀、散结通络。常用外治法还有穴位贴敷、推拿按摩等。

三、便秘

便秘是临床常见病、多发病。随着人们生活水平的提高、生活习惯的改变等原因，流行病学调查发现，便秘患病率正在不断上升，老年人患病率为 18.1%，儿童患病率为 18.8%，严重影响人们身体健康。

【临床表现】

便秘常见临床表现有：①排便时间延长，3 天以上 1 次，粪便干燥坚硬、排便费力等排便异常症状；②食少纳呆、腹胀腹痛、肠鸣矢气、口气秽浊等腑气不通表现；③舌淡红，或舌红，苔黄，或苔厚，脉滑、实、弦、数等舌脉证候。

【脉图特点】

1. 便秘肠道实热证滑实脉脉图

（1）主波幅 $h_1 \geq 8$mm，高于正常。

（2）波图呈双峰波、主波陡而狭、无潮波、降中峡低。

（3）潮波起点下降，波峰减弱或消失，大多与主波融为一体，下降支滑利或由倾斜变陡直（图 3-3-11）。

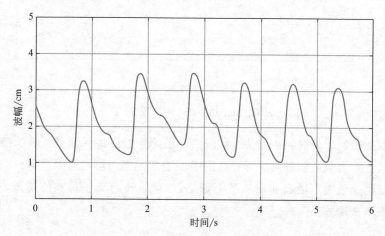

图 3-3-11　右关滑实脉脉图（取脉压力 150g）

2. 便秘肠道气滞证弦细脉脉图

（1）主波幅 $h_1 < 8$mm，主波宽大，0.310mm ± 0.035mm，降支斜率减小。

（2）潮波位置上升，接近主波，起点在主波幅 h_1 上 3／4 出现，伴见波峰增宽，甚至成为平顶。

（3）潮波、重搏波波峰变浅，降中峡有抬高（图 3-3-12）。

3. 便秘脾虚气弱证弱脉脉图

（1）$P_出 \geq 75$g，反映"轻取不应"。

（2）$P\text{-}h_1$ 趋势曲线峰值右移，呈渐升型，最佳取脉压力

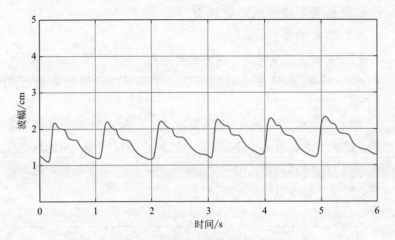

图 3-3-12 弦细脉脉图（取脉压力 125g）

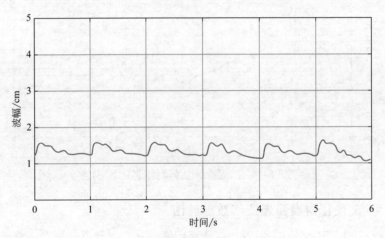

图 3-3-13 弱脉脉图（取脉压力 90g）

≥175g，反映"重按始得"。

（3）$h_1 < 7mm$，脉图面积较小，反映脉体细小。

（4）h_3 / h_1 增大，t_1 延长，W / t 增大（图 3-3-13）。

4. 便秘肾阳虚证沉迟脉脉图

（1）脉动周期 $t \geqslant 1.08s$。

（2）主波上升支陡直，潮波明显抬高，与主波峰融成驼峰。

（3）$P\text{-}h_1$ 趋势曲线峰值右移，呈渐升型，最佳取脉压力 $\geqslant 175g$。

（4）h_3/h_1、h_5/h_1、h_4/h_1、h_5、h_4、脉图面积六项参数增高，提示迟脉脉图比平脉略弦，迟脉脉率明显减慢，与迟脉形成的病理机制，寒邪凝滞，阳失健运，气滞不通，阻滞血脉致使血行缓慢、脉道不利等相符（图 3-3-14）。

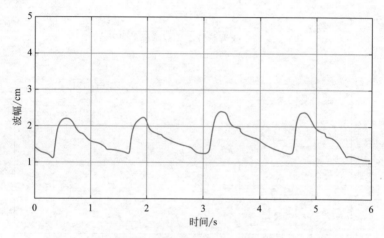

图 3-3-14 沉迟脉脉图（取脉压力 150g）

5. 便秘阴虚肠燥证细数脉脉图

（1）主波幅 $h_1 < 8mm$，升支坡度稍平缓，升支斜率小，降支斜率小。

（2）潮波隐约可见，波峰变浅或消失。

（3）脉动周期 t 在 $0.48 \sim 0.8s$，脉率 $91 \sim 120$ 次／min（图 3-3-15）。

图解脉诊入门到精通

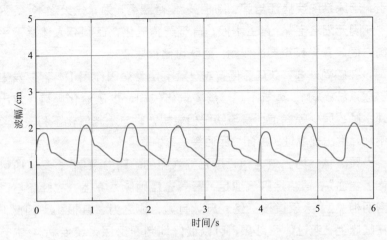

图 3-3-15　细数脉脉图（取脉压力 125g）

【西医治疗】

现代医学将便秘分为出口梗阻型便秘、慢传输型便秘、混合型便秘三种类型，多与胃肠道运动功能失调有关，药物治疗主要有增加肠内水分含量、促进肠液分泌、促胃肠动力、调整肠道菌群失调等，以期缓解症状，恢复正常的肠动力和排便生理功能。

【中医治疗】

中医治疗便秘以辨证施治为主，常见的证型及治法有：肠道实热证治宜清热润肠；肠道气滞证治宜顺气行滞；脾虚气弱证治宜益气润肠；肾阳虚证治宜温阳通便；阴虚肠燥证治宜滋阴润肠等。常用外治法有敷贴、针灸、推拿、中药灌肠等。

第四节　常见泌尿系统疾病脉图

肾、膀胱、脾、肺是人体水液代谢的主要脏腑，从现代医学角度看，泌尿系统疾病主要与肾、膀胱等脏腑密切相关，从中医角度看，泌尿系统疾病还与脾、肺相关。肾藏精，为"先天之本"，为"元阴元阳之宅"，肾主水液，肾气蒸腾气化，在调节人体水液平衡方面起着极其重要的作用；膀胱可储存尿液。

在感受外邪，久病劳倦，或禀赋不足等病因作用下，容易发生泌尿系统疾病。肾气不足，蒸腾气化失司，水液运化障碍，常出现水肿、尿少等病症；肾与膀胱相表里，肾与膀胱气化不利，水道不利，常出现淋证、癃闭、尿浊等病症。

肾藏精，为元气之根，是五脏六腑的"动力源泉"，又"精可化气生血"，肾精足则气血足，肾气充盛则脉气充盛，故脉象与肾密切相关。脉象重按不绝，尺脉有力，称之为"有根"。因此，在临床上，通过体察脉象，可以很好地判断泌尿系统疾病。本节着重探讨慢性肾小球肾炎的脉图。

慢性肾小球肾炎

慢性肾小球肾炎是一种常见疾病，属中医学"尿血""水肿""虚劳"等病范畴。其起病隐匿，病程迁延，病变缓慢进展，难治，而且被重视不够，是我国引起慢性肾衰竭的主要病因。

【临床表现】

慢性肾小球肾炎常见临床表现有：①血尿、蛋白尿、水肿等肾脏水液代谢失常表现；②脘腹胀满、食少便溏、恶心欲呕等脾失健运表现；③高血压、神疲乏力、少气懒言、面色㿠白、劳后加重等全身虚损表现；④舌淡，苔白或滑，脉弦、数，或脉弱，尺脉尤甚。

【脉图特点】

1. 慢性肾小球肾炎脾虚湿困证细弱脉脉图

（1）脉图出现压（$P_{出}$）比正常脉要大，一般 $P_{出} \geq 75g$，反映"轻取不应"。

（2）$P\text{-}h_1$ 趋势曲线峰值右移，呈渐升型，最佳取脉压力

≥175g，反映"重按始得"。

（3）h_1＜7mm，脉图面积较小，反映脉体细小。

（4）h_3/h_1增大，t_1延长，W/t增大。

（5）潮波、重搏波波峰变浅或消失，降中峡有抬高现象（图3-4-1）。

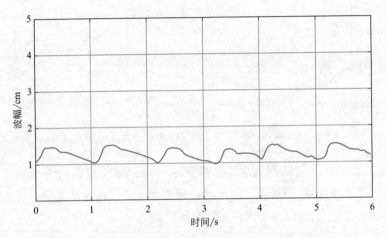

图 3-4-1　细弱脉脉图（取脉压力 150g）

2.慢性肾小球肾炎肾虚水泛证沉细脉脉图

（1）脉图出现压（$P_{出}$）比正常脉要大，一般 $P_{出}$≥75g，反映"轻取不应"。

（2）P-h_1 趋势曲线峰值右移，呈渐升型，最佳取脉压力≥175g，反映"重按始得"。

（3）主波幅 h_1＜8mm，升支坡度稍平缓，升支斜率小，降支斜率小。

（4）潮波起点相对升高，或与主波峰融为一体，h_3/h_1增大（图3-4-2）。

【西医治疗】

目前现代医学治疗慢性肾小球肾炎以对症治疗为主，多以血管

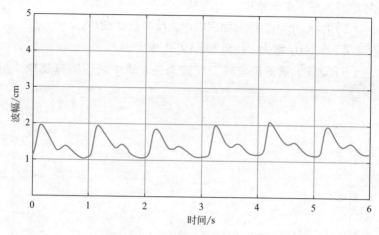

图 3-4-2　左尺沉细脉脉图（取脉压力 150g）

紧张素Ⅱ受体拮抗剂为主，包括氯沙坦钾、缬沙坦和替米沙坦之类，既有明显降压效果，还可减少蛋白尿，降低血尿酸含量，具有保护肾脏作用，可有效治疗慢性肾脏疾病。

【中医治疗】

中医治疗慢性肾小球肾炎主要是辨证施治，常见证型及治法有：脾虚湿困证治宜分利湿热，健脾化湿；肾虚水泛证治宜温肾助阳，化气行水；血水互结证治宜活血祛瘀，化气行水等。常用外治法有穴位注射、穴位贴敷、刮痧、针灸等。

第五节　糖尿病脉图

糖尿病如果具有多食、多饮、多尿、烦渴的临床表现，则属于中医"消渴"范畴，如果"消渴"表现不明显，则需要进一步四诊合参、病证结合。糖尿病主要病变脏腑在肺、胃、肾，而其主要病机往往是阴液亏虚、虚热内扰。肺为娇脏，为水之上源，肺既可参与水液代谢，本身又需要阴液滋养；胃为水谷之海，喜润恶燥；肾为水脏，肾为"元阴元阳之宅"，肾阴为五脏六腑阴气之源。

在饮食失节、情志失调或禀赋不足等病因作用下，容易发生糖尿病。肺阴不足，津液不布，常出现口渴多饮、烦热多汗等表现；胃阴不足，胃热炽盛，常出现消谷善饥、形体消瘦等表现；肾阴不足，腰膝失养，常出现小便频多、腰膝酸软、头晕耳鸣等表现。

肺者，相傅之官，助心行血，肺气调和，则血脉调畅；胃为水谷之海，气血生化之源，胃气足，则气血充盛，脉象从容和缓；肾者，封藏之本，受五脏六腑之精而藏之，又"精可化气生血"，肾精充足，则气血足，肾气充盛则脉象充盛、重按不绝。因此，在临床上，通过体察脉象，可以很好地判断糖尿病的具体辨证分型。

糖尿病

糖尿病是一组以高血糖为特征的代谢性疾病，多属于中医学"消渴""消瘅"范畴。糖尿病全球患病率已高达 3.87 亿，已成为影响全球居民健康的主要慢性非传染性疾病之一，且其患病率呈逐年上升趋势，造成沉重的社会经济负担。

【临床表现】

糖尿病常见临床表现有：①多饮、多食、多尿、消瘦的典型"消渴"表现；②心烦失眠、口燥咽干、腰膝酸软等阴虚内热表现；③随机血糖 ≥ 11.1mmol／L，空腹血糖 ≥ 7.0mmol／L，糖耐量试验血糖 ≥ 11.1mmol／L；④舌红，苔薄黄或少苔，脉细、数，或脉虚等舌脉证候。

【脉图特点】

1. 糖尿病肝火亢盛证沉大脉脉图

（1）主波幅明显升高，主波幅净高 ≥ 12mm。

（2）脉图总面积明显增大，潮波、重搏波依次下降，波峰清晰（图 3-5-1）。

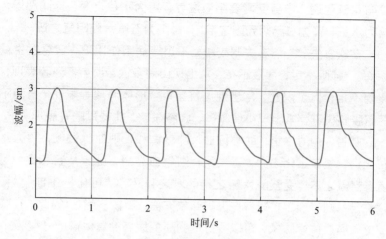

图 3-5-1　左关大脉脉图（取脉压力 150g）

2. 糖尿病脾阳亏虚证右关沉脉脉图

（1）脉图出现压（$P_出$）比正常脉要大，一般 $P_出 ≥ 75g$，反映"轻取不应"。

（2）$P\text{-}h_1$ 趋势曲线峰值右移，呈渐升型，最佳取脉压力 ≥ 175g，反映"重按始得"。

（3）脉形不拘（图 3-5-2）。

3. 糖尿病阴阳两虚证左关沉细脉脉图

（1）主波幅 $h_1 < 8mm$，升支坡度稍平缓，升支斜率小，降支斜率小。

（2）脉波波速稍大。

（3）潮波、重搏波波峰变浅或消失，或与主波融合，降中峡有抬高现象（图 3-5-3）。

4. 糖尿病气阴两虚证右关弱脉脉图

（1）$P_出 ≥ 75g$，反映"轻取不应"。

（2）$P\text{-}h_1$ 趋势曲线峰值右移，呈渐升型，最佳取脉压力 ≥

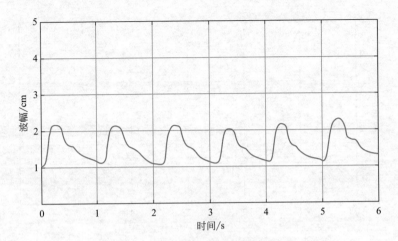

图 3-5-2　右关沉脉脉图（取脉压力 150g）

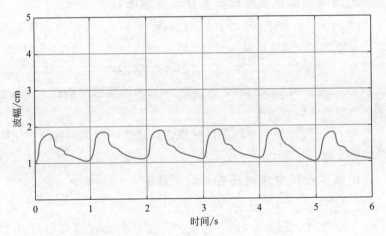

图 3-5-3　左关沉细脉脉图（取脉压力 150g）

175g，反映"重按始得"。

（3）$h_1 <$ 7mm，脉图面积较小，反映脉体细小。

（4）h_3 / h_1 增大，t_1 延长，W / t 增大（图 3-5-4）。

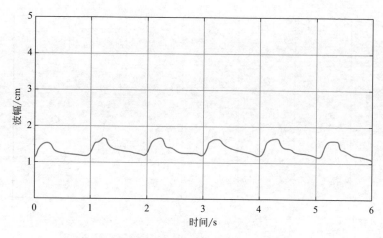

图 3-5-4　右关弱脉脉图（取脉压力 150g）

5. 糖尿病湿热蕴脾证左关浮缓脉脉图

（1）$P_出 \leq 25g$，反映"轻取即得"；$P\text{-}h_1$ 趋势曲线峰值左移，呈渐降型，最佳取脉压力 $\leq 100g$。

（2）脉率每分钟＜70 次，降中峡位置偏低。

（3）主波峰变钝，顶夹角变宽。潮波位置相对抬高，波峰变浅，下降支的斜率减低。

（4）脉图总面积、脉图舒张期面积增大，提示缓脉脉图比平脉略弦（图 3-5-5）。

6. 糖尿病脾胃虚弱证右关弱脉脉图

（1）$P_出 \geq 75g$，反映"轻取不应"。

（2）$P\text{-}h_1$ 趋势曲线峰值右移，呈渐升型，最佳取脉压力 $\geq 175g$，反映"重按始得"。

（3）$h_1 < 7mm$，脉图面积较小，反映脉体细小。

（4）h_3 / h_1 增大，t_1 延长，W / t 增大（图 3-5-6）。

7. 糖尿病脾肾阳虚证右关沉不匀脉脉图

（1）$P_出 \geq 75g$，反映"轻取不应"。

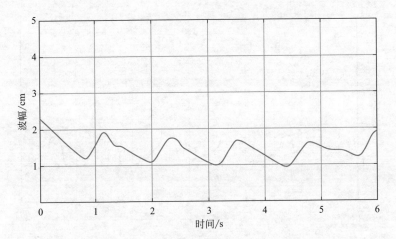

图 3-5-5 左关浮缓脉脉图（取脉压力 75g）

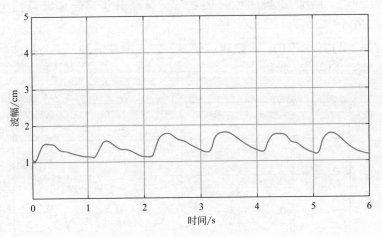

图 3-5-6 右关弱脉脉图（取脉压力 150g）

（2）$P\text{-}h_1$ 趋势曲线峰值右移，呈渐升型，最佳取脉压力≥175g。

（3）脉形不规整，升支有顿涩状（图 3-5-7）。

8. 糖尿病湿热蕴脾证左寸沉脉脉图

（1）$P_{出}$≥75 g，反映"轻取不应"。

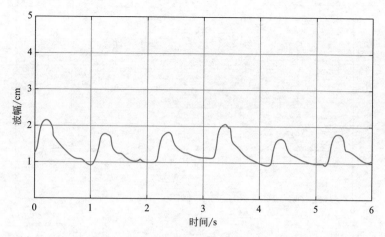

图 3-5-7 右关沉不匀脉脉图（取脉压力 150g）

（2）P-h₁ 趋势曲线峰值右移，呈渐升型，最佳取脉压力 ≥175g。

（3）脉形不拘，潮波起点较高，波峰净高增加，或与主波融合（图 3-5-8）。

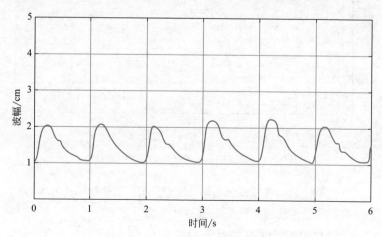

图 3-5-8 左寸沉脉脉图（取脉压力 150g）

9. 糖尿病肺气亏虚证右寸沉不匀脉脉图

（1）$P_{出} \geq 75g$，反映"轻取不应"。

（2）$P\text{-}h_1$趋势曲线峰值右移，呈渐升型，最佳取脉压力 $\geq 175g$，反映"重按始得"。

（3）主波升支斜度陡直，潮波起点抬高，波峰峰值 h_2 或超过主波 h_1。

（4）脉形不规整，增大升支有顿涩状（图 3-5-9）。

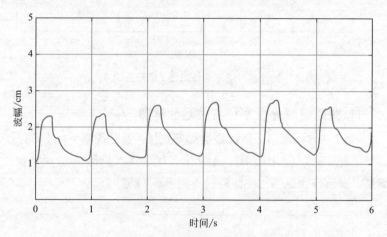

图 3-5-9　右寸沉不匀脉脉图（取脉压力 150g）

10. 糖尿病气滞血瘀证左寸沉不匀脉脉图

（1）脉图出现压（$P_{出}$）比正常脉要大，一般 $P_{出} \geq 75g$，反映"轻取不应"。

（2）$P\text{-}h_1$趋势曲线峰值右移，呈渐升型，最佳取脉压力 $\geq 175g$，反映"重按始得"。

（3）主波幅值降低，升支斜度陡直，潮波起点抬高，降中峡偏低（图 3-5-10）。

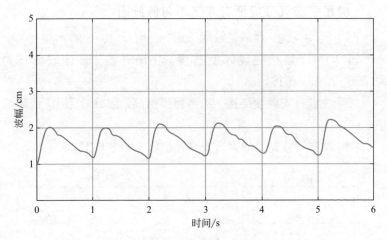

图 3-5-10　左寸沉不匀脉脉图（取脉压力 175g）

11. 糖尿病脾胃虚寒证右关迟脉脉图

（1）主波、潮波、重搏波的周期延长，脉动周期 $t \geqslant 1.08s$。

（2）h_3 / h_1、h_5 / h_1、h_4 / h_1、h_5、h_4、脉图面积六项参数增高，提示迟脉脉图比平脉略弦（图 3-5-11）。

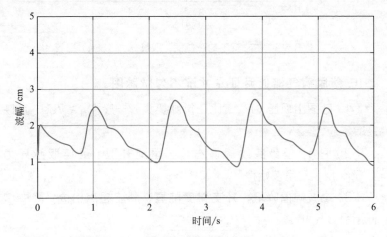

图 3-5-11　右关迟脉脉图（取脉压力 120g）

　图解脉诊入门到精通

【西医治疗】

目前现代医学对糖尿病主要防治方案有：针对高危人群进行糖尿病三级预防，对 2 型糖尿病进行药物干预，如单药治疗、二联治疗、三联治疗等，控制血糖、血压、血脂，加强糖尿病的教育和管理，对 2 型糖尿病进行生活方式干预，并贯穿于糖尿病治疗始终。

【中医治疗】

中医治疗糖尿病多以辨证施治为主，常见证型及治法有：燥热伤肺证治宜清热润肺；胃燥津伤证治宜益胃生津；肾阴亏虚证治宜滋阴补肾；阴阳两虚证治宜滋阴温阳、补肾固涩；气阴两虚证治宜养阴益气、生津止渴等。 常用外治法有穴位敷贴、穴位按摩等。

第四章　常见证候的脉图

中医认为，心主血脉，心是产生脉搏的动力源，肺、脾、肝、肾等脏腑是机体生命活动不可缺少的部分，各种脏腑的形态和生理活动的特性不同，产生了相应的五脏脉象，五脏脉象的特征，可以假设为内脏正常生理状态下，所具有的不同组织结构和功能状态产生的固有频率特征，即为五脏平脉，相继而联想的是病理状态下产生的各种病脉，以及病危时的死脉，是由五脏脉本身变异或在传递过程中的相互干扰所产生。又由于其他脏腑与心、脉、气、血的功能有着密切的联系，脏腑之间的相互依存、互相制约、协调平衡对脉象都会有一定的影响，因此，亦是引起脉象各种变化的主要原因。

第一节　心与小肠病证脉图

心居胸中，外有心包护卫，与血脉相通，开窍于舌，手少阴心经与手太阳小肠经相互络属，心与小肠相表里。心的主要生理功能有：心主血脉；心主神明。心主血脉是指心脏具有推动血液在脉管中运行的作用，类似现代医学的循环功能。心气充沛、血液充盈，脉道通利则血液运行正常，若心气不足，心血亏虚，脉道不利则导致血液循环异常，常出现心悸怔忡、胸闷气短、面色苍白，头昏乏力，脉迟、数或结代等。 心主神明是指心与精神意识思维有关，并起着主宰生命活动的功能，故与现代医学的中枢神经系统功能密切联系，如情志郁结，痰火内扰，可致神昏或神志异常。

一、心阳虚证

心阳虚证是指心阳虚衰，温运失司，虚寒内生，以心悸怔忡，或心胸疼痛及阳虚症状为主要表现的证。

【临床表现】

心悸怔忡、胸闷气短，或心胸疼痛，畏寒肢冷，自汗，神疲乏力，面色㿠白，或面唇青紫，舌质淡胖或紫暗，苔白滑，脉弱或结、代。

【脉图特点】

1. 心阳虚证弱脉脉图

（1）$P_{出} \geq 75g$，反映"轻取不应"。

（2）$P-h_1$ 趋势曲线峰值右移，呈渐升型，最佳取脉压力 $\geq 175g$，反映"重按始得"。

（3）$h_1 < 7mm$，脉图面积较小，反映脉体细小。

（4）h_3/h_1 增大，t_1 延长，W/t 增大（图 4-1-1）。

2. 心阳虚证结脉脉图

（1）脉率较慢，常低于 70 次／min。

（2）脉动周期不等，t 值之差 > 0.12s。

（3）脉图中有不规则的停搏，有插入间歇性小波（图 4-1-2）。

3. 心阳虚证代脉脉图

（1）脉率一般在 70~90 次／min 之间。

（2）脉动周期不等，t 值之差 > 0.12s。

（3）脉搏间有规律停搏，停搏周期不等（图 4-1-3）。

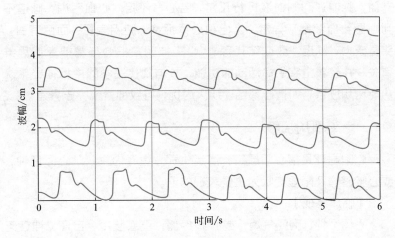

图 4-1-1　弱脉脉图

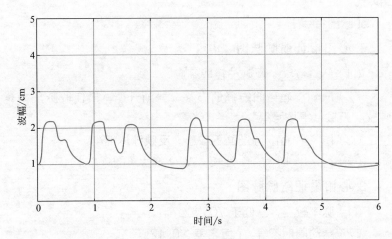

图 4-1-2　结脉脉图

【形成机制】

心阳虚衰，无力推动血液运行，脉气不能外鼓，则脉深沉而软弱无力，故脉弱；心阳虚衰，鼓动无力，气血运行不畅，脉行不续，故脉来缓慢而时有一止，故脉结或脉代。

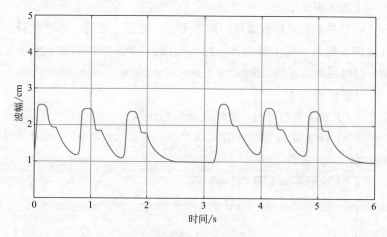

图 4-1-3　代脉脉图

【药膳调养】　桂心人参粥

配方组成：人参粉 3g，桂心粉 5g，粳米 100g，冰糖适量。

烹煮方法：将粳米洗净后，与人参粉、桂心粉一同放入砂锅内，加水适量。将锅用武火烧开，用文火熬至熟。再把冰糖放入锅中，加水适量，熬成汁，将冰糖汁慢慢加入熟粥中，搅拌均匀即可。

【方药疗法】　炙甘草汤

配方组成：炙甘草 15g，生姜 9g，红参 6g，生地黄 30q，桂枝 9g，阿胶 6g，麦冬 9g，火麻仁 9g，大枣 9g。

熬制方法：水煎（除阿胶），阿胶烊化，冲。

用法用量：每日 1 剂，分两次服，取中饭后及晚饭后。

功效：益气温阳，复脉定悸。

二、心火亢盛证

心火亢盛是指心火内炽，扰神迫血，火热上炎下移，以心烦失眠、舌赤生疮、吐衄，尿赤及火热症状为主要表现的证。

【临床表现】

心烦失眠，或狂躁谵语，神志不清；或舌上生疮，溃烂疼痛；或吐血，衄血；或小便短赤，灼热涩痛。伴见发热口渴，便秘尿黄，面红舌赤，苔黄，脉数。

【脉图特点】

（1）潮波隐约可见，波峰及脉形均正常。

（2）脉动周期短，t 值 0.43~0.67s，脉率 91~120 次/min。

（3）脉形不拘（图 4-1-4）。

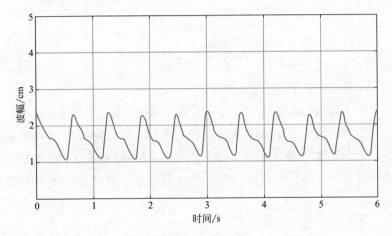

图 4-1-4 数脉脉图

【形成机制】

心火内盛，正气不衰，邪正相争，气血受邪热鼓动而运行加速，则脉数。

【药膳调养】 莲心甘草茶

配方组成：莲子心 15g，甘草 10g，绿茶适量。

烹煮方法及用法：将上物一并放入茶杯内，冲入开水浸泡。代茶频饮。

【方药疗法】 泻心汤

配方组成：大黄 10g，黄连、黄芩各 5g。

熬制方法：水煎。

用法用量：每日 1 剂，分两次服，取日中饭后及晚饭后。

功效：泻火解毒，燥湿泄热。

三、心脉痹阻证

心脉痹阻证是指瘀血、痰浊、阴寒、气滞等因素阻痹心脉，以心悸怔忡、心胸憋闷疼痛为主要表现的病证。

【临床表现】

心悸怔忡，心胸憋闷疼痛，痛引肩背内臂，时作时止，或以刺痛为主，舌质晦暗，或有青紫斑点，脉细、涩、结、代；或以心胸憋闷为主，体胖痰多，身重困倦，舌苔白腻，脉沉滑或沉涩；或以遇寒痛剧为主，得温痛减，形寒肢冷，舌淡苔白，脉沉迟或沉紧；或以胀痛为主，与情志变化有关，喜太息，舌淡红，脉弦。

【脉图特点】

1. 心脉痹阻证涩脉脉图

（1）主波低平，升降均缓且有顿挫。主波上升起点或重搏波下降支缓慢延长，线型不流畅。脉图呈现低平土堡状。

（2）升支时值延长，t_1 可为 0.09~0.16s，脉搏周期 t 大多延长。

（3）主波角增宽，角度范围为 28°~50°。

（4）潮波、降中峡、重搏波位置相对上升，但形态不明显，波峰减弱或消失（图 4-1-5）。

2. 心脉痹阻证弦脉脉图

（1）主波宽大，$W/t > 0.2$。

（2）潮波位置上升，接近主波，起点在主波幅 h_1 上 3/4 出现，使处于高峰的停留时间较长，或见潮波与主波幅融合，h_3/h_1 接近 1，伴见波峰增宽，甚至成为平顶。

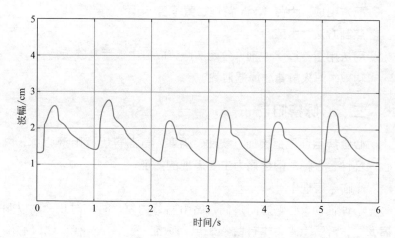

图 4-1-5 涩脉脉图

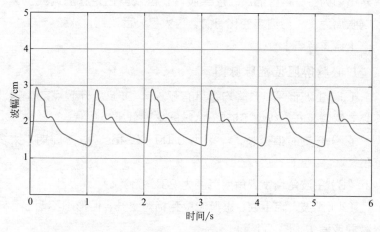

图 4-1-6 弦脉脉图

（3）重搏波波谷与重搏波波峰相对处于较高位置，潮波波峰高于重搏波波峰（图 4-1-6）。

3. 心脉痹阻证滑脉脉图

（1）脉图呈双峰波。

（2）主波陡而狭，上升支陡直，下降支快，主波夹角：17°～22°。

（3）潮波起点下降，波峰减弱或消失，大多与主波融为一体，下降支滑利或由倾斜变陡直。

（4）降中峡低，$h_4 / h_1 < 0.3$。

（5）重搏波波峰明显，波峰变高变尖，其净高度 h_5 大于 1/4 主波幅 h_1（图 4-1-7）。

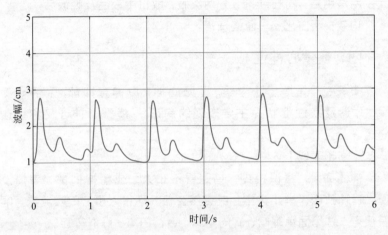

图 4-1-7　滑脉脉图

【形成机制】

若瘀血、痰浊等邪气内停，阻滞脉道，气机不畅，血行壅滞，导致脉气往来艰涩，故脉涩；若因气结、痰凝、血瘀等积滞不散，心阳被遏制，脉气阻滞而失于宣畅，故脉结或代；若因情志不遂，肝气郁结，疏泄失常，气郁不利导致经脉拘束，则见脉弦；痰浊留聚，阴邪内盛，实邪壅盛于内，气实血涌，故见脉滑。

【药膳调养】　桃仁粥

配方组成：桃仁（去皮尖）21 枚，生地黄 30g，桂心（研末）3g，粳米（细研）100g，生姜 3g。

烹煮方法及用法：生地黄、桃仁、生姜三味加米酒 180mL 共研，绞取汁备用。另以粳米煮粥，再下桃仁等汁，更煮令熟，调入桂心末。每日 1 剂，空腹热食。

【方药疗法】 血府逐瘀汤

配方组成：桃仁 12g，红花、当归、生地黄、牛膝各 9g，川芎、桔梗各 4.5g，赤芍、枳壳、甘草各 6g，柴胡 3g。

熬制方法：水煎。

用法用量：每日 1 剂，分两次服，取日中饭后及晚饭后。

功效：活血化瘀，通络开窍。

四、痰蒙心神证

痰蒙心神是指痰浊内盛，蒙蔽心神，以神志抑郁、错乱、痴呆、昏迷及痰浊症状为主要表现的病证。痰蒙心神证又称痰迷心窍。

【临床表现】

神情痴呆，意识模糊，甚则昏不知人；或精神抑郁，表情淡漠，喃喃独语，举止失常；或突然昏仆，不省人事，口吐涎沫，喉有痰声，并见面色晦暗、胸闷呕恶、舌苔白腻、脉滑等症。

【脉图特点】

（1）脉图呈双峰波。

（2）主波陡而狭，上升支陡直，下降支快，主波夹角：17° ~ 22°。

（3）潮波起点下降，波峰减弱或消失，大多与主波融为一体，下降支滑利或由倾斜变陡直。

（4）降中峡低，$h_4 / h_1 < 0.3$。

（5）重搏波波峰明显，波峰变高变尖，其净高度 h_5 大于 1/4 主波幅 h_1（图 4-1-8）。

【形成机制】

痰浊内盛，阴邪内盛，实邪壅盛于内，气实血涌，故见脉滑。

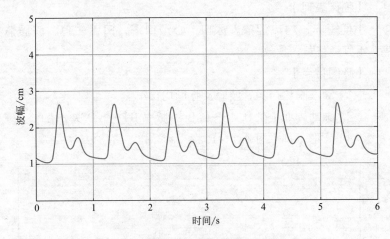

图 4-1-8　滑脉脉图

【药膳调养】　菖蒲磁石粥

配方组成：石菖蒲 10g，磁石 30g，粳米 100g，生姜、大葱各适量（或加猪腰，去内膜，洗净切条）。

烹煮方法及用法：将磁石捣碎，与石菖蒲于砂锅内先煎 1h，滤汁去渣，再入粳米（猪腰）、生姜、大葱，同煮为粥。晚餐温服。

【方药疗法】　礞石滚痰丸

配方组成：金礞石（煅）40g，沉香 20g，黄芩 320g，熟大黄 320g。

熬制方法：以上四味，粉碎成细粉，过筛，混匀，用水泛丸，干燥，即得。

用法用量：口服，一次 6~12g，每日 1 次。

功效主治：降火逐痰。

五、小肠实热证

小肠实热证是指心火下移小肠，热迫膀胱，气化失司，以小便赤涩疼痛、心烦、舌疮及实热症状为主要表现的证。

【临床表现】

小便短赤，灼热涩痛，尿血，心烦口渴，口舌生疮，脐腹胀痛，舌红，苔黄，脉数。

【脉图特点】

（1）潮波隐约可见，波峰及脉形均正常。

（2）脉动周期 t 在 0.48~0.8s，脉率 91~120 次/min。

（3）脉形不拘（图 4-1-9）。

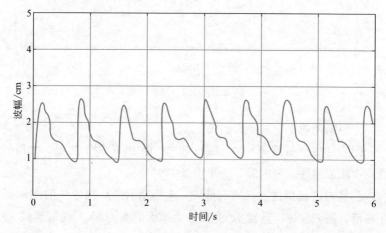

图 4-1-9　数脉脉图

【形成机制】

心火内盛，正气不衰，邪正相争，气血受邪热鼓动而运行加速，则脉数。

【药膳调养】　车前叶粥

配方组成：鲜车前叶 30g，葱白 15g，淡豆豉 12g，粳米 50g，姜末、盐、陈醋、味精、香油各适量。

烹煮方法及用法：鲜车前叶及葱白切碎与淡豆豉同入煲中，加水 500mL，煎煮 30min 后倒出药液，用两层纱布滤过，药渣弃去。粳米洗净放入锅中，加入药液及适量水，武火烧沸后改文火慢慢熬煮。粥成后，调入姜末、盐、陈醋、味精、香油，即可食用。

【方药疗法】 导赤散

配方组成：生地黄、木通、生甘草梢、竹叶各 6g。

熬制方法：水煎服。

用法用量：每日 1 剂，分两次服，取日中饭后及晚饭后。

功效：清心养阴，利水通淋。

第二节　肺与大肠病证脉图

肺位于胸腔，上通喉咙，外合皮毛，开窍于鼻。手太阴肺经与手阳明大肠经相互络属。肺的主要生理功能是主气，司呼吸，主治节，即通过肺的气化影响和调节全身气、血、津液的生成和输布，与现代医学的呼吸、循环、代谢等系统功能有一定联系。肺的治节主要体现在以下几方面。（1）主呼吸之气：人有节奏地呼吸运动，吸入大自然的清气，呼出体内浊气，通过肺的气化使气血不断地净化和更新。（2）主一身之气：随着呼吸运动，推进血液运行，脏腑经络之气均赖肺气宣达。（3）主护卫体表：肺宣发卫气，内溉五脏，外达肌表，肥腠理，司开阖，泌泄汗液，抗御外邪，调节体温，使人体与天时相应。（4）主通调水道：肺气宣肃有助于津液的输布和排泄，使水道通利。如外邪袭肺或者寒痰阻肺而致肺气失宣，则出现寒热无汗、咳嗽气急、鼻塞胸闷等症状；如肺的气阴不足，则可出现气短乏力、咳嗽痰少、语音低弱、易感、动则汗出等症状。

一、肺气虚证

肺气虚证是指肺气虚弱，宣肃、卫外功能减退，以咳嗽、气喘、自汗、易于感冒及气虚症状为主要表现的病证。

【临床表现】

咳喘无力，咳痰清稀，少气懒言，语声低怯，动则尤甚；神疲体倦，面色淡白，自汗，恶风，易于感冒；舌淡苔白，脉弱。

【脉图特点】

（1）$P_出 \geqslant 75g$，反映"轻取不应"。

（2）$P - h_1$ 趋势曲线峰值右移，呈渐升型，最佳取脉压力 $\geqslant$ 175g，反映"重按始得"。

（3）$h_1 < 7mm$，脉图面积较小，反映脉体细小。

（4）h_3 / h_1 增大，t_1 延长，W / t 增大（图 4-2-1）。

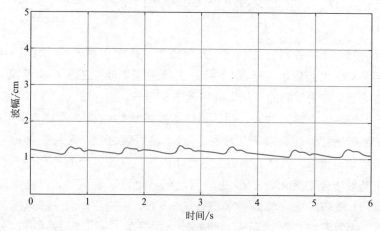

图 4-2-1　弱脉脉图

【形成机制】

肺气虚损，无力推动血液运行，脉气不能外鼓，则脉深沉而软弱无力，故脉弱。

【药膳调养】　百合粥

配方组成：鲜百合 30～50g，粳米 50g，冰糖适量。

烹煮方法：将粳米洗净，入锅内，加水适量，置武火上烧沸后改文火煮 40 分钟，放入鲜百合煮熟即可。食时加入冰糖。

【方药疗法】　补肺汤

配方组成：人参 9g，黄芪 24g，熟地黄 24g，五味子 6g，紫菀 9g，桑白皮 9g。

熬制方法：水煎服。

用法用量：每日 1 剂，分两次服，取日中饭后及晚饭后。

功效：补肺益气，止咳平喘。

二、肺阴虚证

肺阴虚是指肺阴亏虚，虚热内生，肺失滋润，清肃失司，以干咳无痰，或痰少而黏及阴虚症状为主要表现的病证。

【临床表现】

干咳无痰，或痰少而黏，甚或痰中带血，声音嘶哑，形体消瘦，口干咽燥，五心烦热，潮热盗汗，两颧潮红，舌红少津，脉细数。

【脉图特点】

（1）主波幅 $h_1 < 8mm$，升支坡度稍平缓，升支斜率小，降支斜率小。

（2）潮波隐约可见，波峰及脉形均正常。

（3）脉动周期 t 在 $0.48 \sim 0.8s$，脉率 $91 \sim 120$ 次／min（图 4-2-2）。

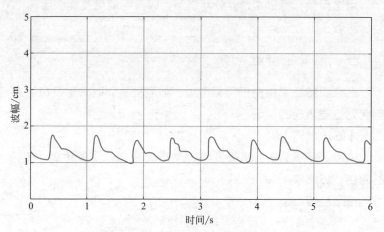

图 4-2-2 细数脉脉图

【形成机制】

阴虚内热，气血运行加快，且阴虚不能充盈脉道而致脉体细小，故可见脉细数。

【药膳调养】　川贝酿梨

配方组成：雪梨 8 个，川贝母 12g，糯米 100g，蜜饯冬瓜条 100g，冰糖 180g，白矾适量。

烹煮方法：川贝母打碎，白矾溶化成水（约 2000mL）待用。糯米洗净蒸成米饭，蜜饯冬瓜条切成黄豆大颗粒。将雪梨皮去后，从蒂把处切下 1 块为盖，用小刀挖出梨核，浸没在白矾水内，以防变色，然后将梨在沸水中烫一下，捞出入凉水内冲凉，沥干水分。将糯米饭、冬瓜粒与冰糖的一半量（打碎）和匀，装入梨内，塞上梨把，装入盘内，上笼蒸约 40min 至梨熟烂。烧开清水 200mL，将剩下的冰糖溶化成浓汁，待梨出笼后逐个浇在梨上即成。

【方药疗法】　百合固金汤

配方组成：熟地黄、生地黄、当归身各 9g，白芍、甘草各 3g，桔梗、玄参各 3g，贝母、麦冬、百合各 12g。

熬制方法：水煎。

用法用量：每日 1 剂，分两次服，取日中饭后及晚饭后。

功效：滋养肺肾，止咳化痰。

三、风寒犯肺证

风寒犯肺证是指由于风寒侵袭，肺卫失宣，以咳嗽及风寒表证症状为主要表现的病证。

【临床表现】

咳嗽，痰稀色白，恶寒发热，鼻塞流清涕，头身疼痛，无汗，苔薄白，脉浮紧。

【脉图特点】

（1）$P_{出} \leqslant 25g$，反映"轻取即得"。

（2）主波升支陡峭，上升时间 t_1 小于 0.09s，流入角 $\alpha \leqslant$

8°，主波上 1/3 宽度 W 增大（图 4-2-3）。

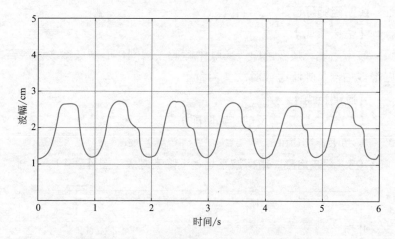

图 4-2-3　浮紧脉脉图（取脉压力 75g）

【形成机制】

外感风寒，寒主收引，血管拘急，故脉浮紧。

【药膳调养】　百部生姜汁

配方组成：百部 50g，生姜 50g。

烹煮方法：把生姜洗净切块拍扁，与百部同入瓦煲加水煎沸，改文火煎煮 15 分钟，去渣，待温凉即可饮用。

【方药疗法】　荆防败毒散

配方组成：荆芥、防风、茯苓、独活、柴胡各 10g，前胡、川芎、枳壳、羌活、桔梗、薄荷各 6g，甘草 3g。

熬制方法：水煎。

用法用量：每日 1 剂，分两次服，取日中饭后及晚饭后。

功效：发散风寒，解表祛湿。

四、寒痰阻肺证

寒痰阻肺证是指寒痰交阻于肺，肺失宣降，以咳嗽气喘、痰多色白及寒证症状为主要表现的病证。寒痰阻肺证又称寒饮停肺证、痰浊阻肺证。

【临床表现】

咳嗽气喘，痰多色白，或喉中哮鸣，胸闷，形寒肢冷，舌淡苔白腻或白滑，脉濡缓或滑。

【脉图特点】

（1）$P_{出} \leq 25g$，反映"轻取即得"。

（2）$h_1 < 10mm$。

（3）潮波抬高，重搏波平坦，下降支减缓（图 4-2-4）。

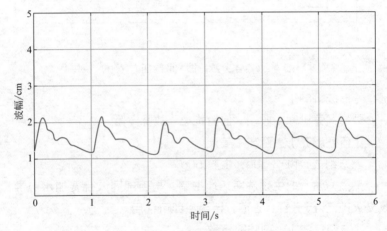

图 4-2-4　濡缓脉脉图

【形成机制】

寒痰阻肺，郁遏阳气，阻压脉道，气机被困，则脉濡缓，若寒痰阻滞，气血壅盛，则脉滑。

【药膳调养】　三子饮

配方组成：瓜蒌子 10g，莱菔子 10g，冬瓜子 30g。

烹煮方法：将以上三味用清水淘洗净，把冬瓜子、瓜蒌子打碎，共煎取汁。

【方药疗法】　二陈汤合三子养亲汤加减

配方组成：法半夏、橘红各 15g，白茯苓 9g，甘草（炙）4.5g，紫苏子、芥子、莱菔子各 9g。

熬制方法：水煎服。

用法用量：每日 1 剂，分两次服，取日中饭后及晚饭后。

功效：温肺化痰，止咳平喘。

五、大肠湿热证

大肠湿热证是指湿热壅阻肠道气机，大肠传导失常，以腹痛、泄泻及湿热症状为主要表现的病证。大肠湿热又称肠道湿热证。

【临床表现】

腹痛，腹泻，肛门灼热，或暴注下泄，色黄味臭；或下痢赤白脓血，里急后重，口渴，小便短赤，或伴恶寒发热，或但热不寒；舌红苔黄腻，脉滑数或濡数。

【脉图特点】

（1）脉图呈双峰波。

（2）主波陡而狭，上升支陡直，下降支快，主波夹角：17°～22°。

（3）潮波起点下降，波峰减弱或消失，大多与主波融为一体，下降支滑利或由倾斜变陡直。

（4）降中峡低，$h_4 / h_1 < 0.3$。

（5）重搏波波峰明显，波峰变高变尖，其净高度 h_5 大于 1/4 主波幅 h_1。

（6）脉动周期 t 在 0.48～0.8s，脉率 91～120 次/min（图 4-2-5、图 4-2-6）。

【形成机制】

热邪使得血行加速则数，若湿热之邪侵袭大肠，湿邪壅滞则滑，故脉见滑数，若湿邪困阻脉道，气机阻滞不通则脉濡数。

【药膳调养】 赤小豆薏米饮

配方组成：赤小豆 30g，薏苡仁 30g。

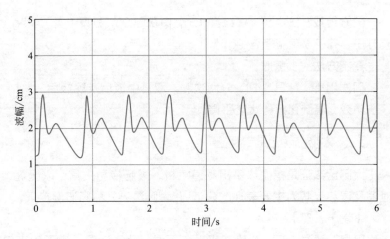

图 4-2-5 滑数脉脉图

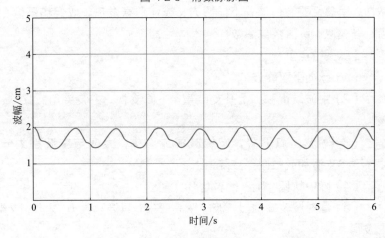

图 4-2-6 濡数脉脉图

烹煮方法及用法：加清水文火炖煮 30min 后取 100mL 汁液，再炖 30min 后倒出剩下的 100mL 汁液，将两次的汁液搅匀，温饮或凉饮。

【方药疗法】 芍药汤

配方组成：芍药 30g，当归、黄连、黄芩各 15g，槟榔、木香、炙甘草各 6g，大黄 9g，肉桂 5g。

熬制方法：水煎。

用法用量：每日 1 剂，分两次服，食前温服。

功效：清热燥湿，调气和血。

六、肠燥津亏证

肠燥津亏证是指津液亏损，肠失濡润，传导失职，以大便燥结难下及津亏症状为主要表现的病证。 肠燥津亏证又称大肠津亏证。

【临床表现】

大便干燥，状如羊屎，数日一行，腹胀作痛，或见左少腹包块、口干，或口臭，或头晕，舌红少津，苔黄燥，脉细涩。

【脉图特点】

（1）主波低平，升降均缓且有顿挫。 主波上升起点或重搏波下降支缓慢延长，线型不流畅。 脉图呈现低平土堡状。

（2）升支时值延长，t_1 可为 0.09～0.16s，脉搏周期 t 大多延长。

（3）主波角增宽，角度范围为 28°～50°。

（4）潮波、降中峡、重搏波位置相对上升，但形态不明显，波峰减弱或消失（图 4-2-7）。

【形成机制】

津液亏虚，不能充盈脉道，故脉细，久而脉失濡润，气血运行不畅，脉气往来艰涩无力，则见涩脉。

【药膳调养】 归蓉炖猪血

配方组成：当归 10g，肉苁蓉 10g，猪肉 100g，猪血 200g，生姜适量。

烹煮方法及用法：将当归、肉苁蓉洗净后，与猪肉、猪血、生姜一同放入炖盅同炖 1～1.5h，最后调味喝汤吃渣。

【方药疗法】 增液汤加减

配方组成：生地黄 10g，玄参 10g，麦冬 10g，当归 12g，石斛 10g，沙参 10g，芍药 10g，玉竹 10g，火麻仁 10g，柏子仁 10g，瓜蒌子 10g。

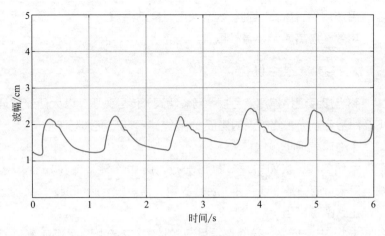

图 4-2-7　涩脉脉图

熬制方法：水煎服。

用法用量：每日 1 剂，分两次服，食前温服。

功效：养阴生津，润肠通便。

第三节　脾与胃病证脉图

　　脾胃能运化水谷精微，为气血生化之源，"后天之本"。气血的盛衰和水谷精微的多寡，表现为脉之"胃气"的多少。脉象中的"胃气"，在切脉时可以感知。《灵枢·终始》认为是"谷气来也徐而和"，就是说有胃气的脉象应是不疾不徐、从容和缓的。现在一般认为，脉有胃气的表现是指指下具有从容、徐和、软滑的感觉。脉有胃气为平脉（健康人的脉象），胃气少为病脉，无胃气为死脉，正如《素问·平人气象论》所说："人以水谷为本，故人绝水谷则死，脉无胃气亦死"。所以临床上根据胃气的盛衰，可以判断疾病预后的善恶。同时，血液之所以能在脉管中正常运行而形成脉搏，还依赖脾气的统摄与裹护，使血液不溢于脉管之外而在脉管内运行，即"脾主统血"之谓。

一、脾气虚证

脾气虚证是指脾气不足，运化功能减退所表现的证候，以纳少，腹胀，便溏与气虚见症为辨证要点。

【临床表现】

纳少纳呆，腹胀，食后尤甚，口淡乏味，大便溏薄，伴见少气懒言，肢体倦怠，面色萎黄或淡白，形体消瘦，或肥胖，或浮肿，舌淡苔白，脉缓或弱。

【脉图特点】

（1）脉率每分钟＜70次。

（2）主波峰变钝，顶夹角变宽。潮波及重搏波位置相对抬高，波峰变浅，下降支的斜率减低。

（3）h_3、h_4增高，脉图总面积、脉图舒张期面积增大（图4-3-1）。

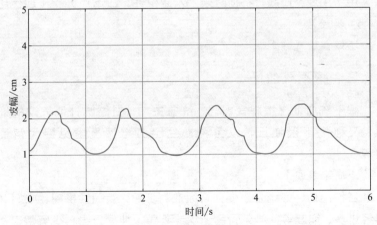

图 4-3-1　缓脉脉图

【形成机制】

脾胃虚弱，气血不足，脉道失于充盈鼓动，故脉象缓怠无力，弛纵不张；阳气亏虚，鼓动乏力，则脉位深沉而软弱无力。

【药膳调养】 四君蒸鸭

配方组成：嫩鸭 1 只，党参 30，白术 15g，茯苓 20g，精盐、味精、姜、葱、绍酒、鲜汤各适量。

烹煮方法及用法：

（1）嫩鸭宰杀，洗净，去除嘴、足，入沸水中滚一遍捞起，把鸭翅盘向背部；

（2）党参、白术、茯苓切片，装入双层纱布袋内，放入鸭腹；

（3）将鸭子置蒸碗内，加入姜、葱、绍酒、鲜汤各适量，用湿绵纸封住碗口，上屉武火蒸约 3h；

（4）去纸并取出鸭腹内药包、葱、姜。加精盐、味精，饮汤食肉。

【方药疗法】 四君子汤

配方组成：人参 9g，白术 9g，茯苓 9g，炙甘草 6g。

熬制方法：上为细末。浸泡 30min 后大火煮开，小火煎煮 40min。

用法用量：口服，不拘时候；入盐少许，白汤点亦得（现代用法：水煎服）。

功效：益气健脾。

二、脾不统血证

脾不统血证是指脾气虚弱，统血失常，血溢脉外所表现的证候，又称气不摄血证，以各种慢性出血与脾气虚见症为辨证要点。

【临床表现】

各种出血，如呕血、便血、尿血、肌衄、齿衄、鼻衄、或妇女月经过多、崩漏等，伴见面色无华或萎黄，神疲乏力，少气懒言，食少便溏，舌淡苔白，脉细弱。

【脉图特点】

（1）取脉压力偏大，表示脉位偏沉。

（2）主波幅低下，脉图面积较小，表示脉体细小。

（3）t_1 延长，反映脉势软而无力（图 4-3-2）。

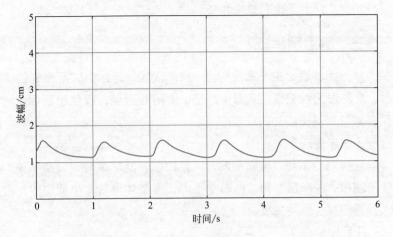

图 4-3-2　细脉脉图

【形成机制】

气虚无力鼓动血液运行，营血亏虚不能充盈脉道，故脉体细小而软弱无力。

【药膳调养】　白参莲肉汤

配方组成：白参 10g，莲子 15 枚，冰糖 30g。

烹煮方法及用法：

（1）将白参与去心莲子肉放碗内，加水适量浸泡至透，再加入冰糖；

（2）置蒸锅内隔水蒸炖 1h 左右，白参可连用 3 次，第 3 次可连同白参一起吃完；

（3）早晚餐服食。

【方药疗法】　归脾汤

配方组成：白术 9g，茯神 10g，黄芪 12g，龙眼肉 10g，酸枣仁 10g，党参 12g，炙甘草 5g，当归 10g，远志 10g，木香 10g。

熬制方法：加生姜 6g、大枣 3 枚，上药置煮药壶中浸泡 30min

后，大火煮开，并用小火煎煮 40min。

用法用量：每日 1 剂，分两次服。

功效：益气补血，健脾养心。

三、寒湿困脾证

寒湿困脾证是由于寒湿内盛，脾阳受困，运化失职所表现的证候，又称湿困脾阳证、寒湿中阻证、太阴寒湿证，以脘腹痞闷、纳呆便溏与寒湿见症为辨证要点。

【临床表现】

脘腹痞闷不舒，腹痛便溏，纳呆口腻，泛恶欲吐，口淡不渴，头身困重，或身目发黄，色晦暗不泽，或肢体浮肿，小便短少，舌淡胖苔白腻，脉濡或缓。

【脉图特点】

（1）$P_{出} \leq 25g$，反映"轻取即得"，最佳脉图取脉压力 < 100g。

（2）$h_1 < 10mm$。

（3）主波峰变钝，顶夹角变宽，潮波抬高，重搏波平坦，下降支减缓，呈丘波状（图 4-3-3、图 4-3-4）。

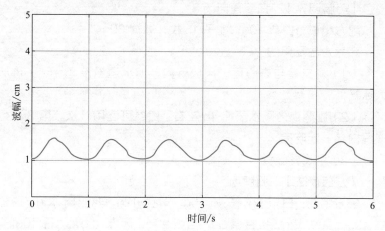

图 4-3-3　濡脉脉图

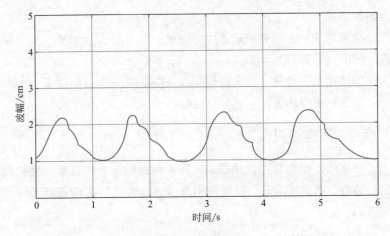

图 4-3-4　缓脉脉图

【形成机制】　湿邪阻遏脉道，浮而形细势软或缓，不任重按，重按不显。

【药膳调养】　法制猪肚方

配方组成：猪肚 1 具，人参 20g，干姜 6g，胡椒 10g（微炒者佳），糯米 30g，葱白、食盐、生姜、黄酒等各适量。

烹煮方法及用法：

（1）猪肚剖开，洗干净，入沸水锅内焯至表皮伸展，再捞出用清水冲洗，沥干水待用；

（2）胡椒、糯米小火微炒，至微黄即可，塞入猪肚内；

（3）葱白洗净后切成段，与干姜、食盐也纳入猪肚，缝合，勿令泄气；

（4）把猪肚放入砂锅内，加入生姜、黄酒、清汤，微火煮令烂熟；

（5）空腹食之。

【方药疗法】　胃苓汤

配方组成：五苓散（猪苓、白术、茯苓各 9g，泽泻 15g，桂枝 6g）合平胃散（苍术 25g，厚朴、陈皮各 15g，甘草 9g），生姜、大枣各适量。

熬制方法：上药置煎药壶中，加水没药浸泡 30min 后，大火烧开，转小火煎煮 30min。

用法用量：每日 1 剂，每日两次，空腹服。

功效：祛湿和胃。

四、胃实热证

胃实热证是指胃中火热壅盛，胃失和降所表现的证候，又称胃热炽盛证、胃火炽盛证，以胃脘灼痛，消谷善饥与实热见症为辨证要点。

【临床表现】

胃脘灼痛，拒按，消谷善饥，渴喜冷饮，或见口臭，或牙龈肿痛溃烂，齿衄，大便秘结，小便短黄，舌红苔黄，脉滑数。

【脉图特点】

（1）脉图呈双峰波。

（2）主波陡而狭，上升支陡直，下降支快，主波夹角：17° ~ 22°。

（3）潮波起点下降，波峰减弱或消失，大多与主波融为一体，下降支滑利或由倾斜变陡直。

（4）降中峡低，$h_4 / h_1 < 0.3$。

（5）重搏波波峰明显，波峰变高变尖，其净高度 h_5 大于 1/4 主波幅 h_1。

（6）脉动周期 t 在 0.48 ~ 0.8s，脉率 91 ~ 120 次／min（图 4-3-5）。

【形成机制】

实邪壅盛于内，气实血涌，故脉势往来甚为流利，应指圆滑而无碍滞；热邪亢盛，气血运行加速，故见脉象数而有力。

【药膳调养】 竹茹饮

配方组成：竹茹 30g，乌梅 6g，甘草 3g。

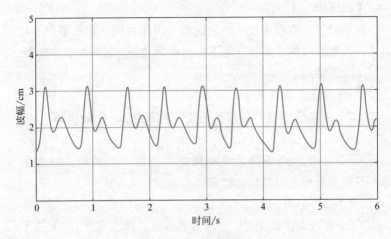

图 4-3-5　滑数脉脉图

烹煮方法及用法：

（1）将竹茹、乌梅、甘草分别洗净；

（2）将上述三味药一同放入锅内，加水适量；

（3）武火烧开，改用文火继续煎煮；

（4）去渣取汁，代茶饮服。

【方药疗法】　清胃散

配方组成：生地黄、当归身各 6g，牡丹皮 9g，黄连 6g（夏月倍之），升麻 9g。

熬制方法：上药为末，都作一服，水盏半，煎至七分。

用法用量：每日 1 剂，去滓放冷服之（现代用法：作汤剂，水煎服）。

功效：清胃凉血。

五、食滞胃脘证

食滞胃脘证是指饮食停滞胃脘，胃气逆滞所表现的证候，以胃脘胀痛，嗳腐吞酸，厌食与气滞见症为辨证要点。

【临床表现】

胃脘胀满、疼痛拒按，纳呆厌食，嗳腐吞酸，恶心欲吐，吐后得减，或腹胀腹痛，矢气或泻下物臭秽如败卵，舌苔厚腻，脉滑。

【脉图特点】

（1）脉图呈双峰波。

（2）主波陡而狭，上升支陡直，下降支快，主波夹角：17°～22°。

（3）潮波起点下降，波峰减弱或消失，大多与主波融为一体，下降支滑利或由倾斜变陡直。

（4）降中峡低，$h_4 / h_1 < 0.3$。

（5）重搏波波峰明显，波峰变高变尖，其净高度 h_5 大于 1/4 主波幅 h_1（图 4-3-6）。

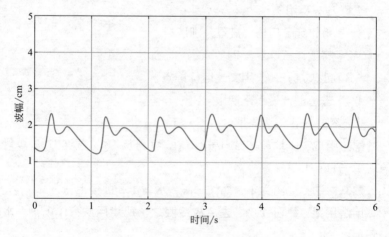

图 4-3-6　滑脉脉图

【形成机制】

实邪壅盛于内，气实血涌，故脉势往来甚为流利，应指圆滑而无碍滞。

【药膳调养】　白术猪肚粥

配方组成：白术 30g，槟榔 10g，生姜 10g，猪肚 1 副，粳米 100g，葱白 3 茎（切细），食盐适量。

烹煮方法及用法：

（1）将白术、槟榔和生姜装入纱布袋内、扎口；

（2）猪肚洗净，将药袋纳入猪肚中缝口，用水适量煮猪肚令熟，取汁，入粳米煮粥；

（3）粥熟时入葱白、食盐调味；

（4）空腹食用。

【方药疗法】 保和丸

配方组成：山楂六两（18g），神曲二两（6g），半夏、茯苓各三两（各 9g），陈皮、连翘、莱菔子各一两（各 6g）。

用法用量：上为末，炊饼丸如梧桐子大，每服七八十丸（9g），用温开水送服（现代用法：共为末，水泛为丸，每服 6~9g，温开水送服）。

功效：消食和胃。

第四节　肝与胆病证脉图

肝藏血，具有贮藏血液、调节血量的作用。 肝主疏泄，可使气血调畅，经脉通利。《寿世保元·血气论》记载："心为血之主，肝为血之藏"。《血证论·脏腑病机论》提出："肝主藏血，血生于心"。 肝藏血功能并不是静止的，可根据人体动静情况的不同，发挥动态调节作用，表现在调节脉管中的血液流量，使脉中循环血液维持在一个恒定水平上，发挥贮藏血液调节血量的功能。《素问·五脏生成篇第十》中："故人卧，血归于肝，肝受血而能视，足受血而能步，掌受血而能握，指受血而能摄"则是很好的说明。 对于肝藏血功能的阐述，还有学者认为是肝主疏泄的作用，发挥正常的藏血作用，如清代周学海在《读医随笔·形气类》中解释："肝藏血，非肝之体能藏血也，以其性之敛故也"。 肝主疏泄，使气机条畅，血液循环通畅，可从另一个侧面阐释肝藏血的机制及对气血的影响。 肝的生理功能失调，可以影响气血的正常运行，从而引起脉象的变化。

一、肝气郁证

肝气郁证是指肝失疏泄，气机郁滞而表现的证候，又称肝气郁结证、肝郁气滞证，以胸胁、少腹胀闷疼痛，善太息，与情志相关为辨证要点。

【临床表现】

胸胁、少腹胀闷窜痛，抑郁或易怒，善太息；或梅核气，或瘿瘤、瘰疬，或见乳癖、胁下积块；妇女可见乳房胀痛、月经不调、痛经，甚则闭经；舌淡红，苔薄白，脉弦。

【脉图特点】

（1）主波宽大，$W/t > 0.2$。

（2）潮波位置上升，接近主波，起点在主波幅 h_1 上 $3/4$ 出现，使处于高峰的停留时间较长，或见潮波与主波幅融合，h_3/h_1 接近 1，伴见波峰增宽，甚至成为平顶。

（3）重搏波波谷与重搏波波峰相对处于较高位置，潮波波峰高于重搏波波峰（图 4-4-1）。

【形成机制】 肝主疏泄，调畅气机，以柔和为贵。 邪气犯肝，肝失疏泄，气机郁滞，脉气因而紧张，则出现弦脉。

【药膳调养】 柚皮醪糟

配方组成：柚子皮（去白）、青木香、川芎各等分，醪糟、红糖各适量。

烹煮方法及用法：

（1）将柚子皮、青木香、川芎制成细末；

（2）煮红糖醪糟一小碗，兑入药末 3～6g；

（3）趁热食用，每日 2 次。

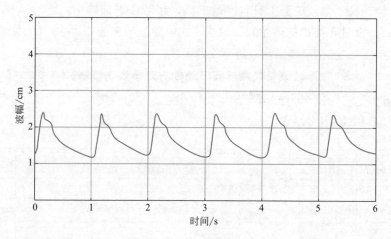

图 4-4-1　弦脉脉图

【方药疗法】　柴胡疏肝散

配方组成：柴胡 6g，芍药 9g，枳壳 6g，炙甘草 3g，陈皮 6g，川芎 6g，香附 6g。

熬制方法：水煎。

用法用量：每日 1 剂，分两次饭前服。

功效：疏肝行气，活血止痛。

二、肝阳上亢证

肝阳上亢证是指肝肾阴虚，阴不制阳，阳亢于上所致的上实下虚证候，以头目胀痛，眩晕耳鸣，急躁易怒，头重脚轻为辨证要点。

【临床表现】

头目胀痛，眩晕耳鸣，面红目赤，急躁易怒，失眠多梦，腰膝酸软，头重脚轻，舌红少津，脉弦或弦细数。

【脉图特点】

（1）主波高度 $h_1 <$ 10mm，主波增宽，$W/t > 0.2$。

（2）潮波位置上升，接近主波，起点在主波幅 h_1 上 3／4 出现，使处于高峰的停留时间较长，或见潮波与主波幅融合，$h_3／h_1$ 接近 1，伴见波峰增宽，甚至成为平顶。

（3）重搏波波谷与重搏波波峰相对处于较高位置。

（4）数脉的脉动周期 t 在 0.48～0.8s，脉率 91～120 次／min（图 4-4-2）。

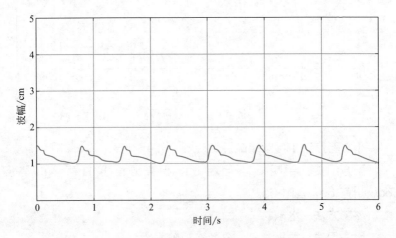

图 4-4-2 弦细数脉脉图

【形成机制】

肝主疏泄，调畅气机，以柔和为贵。邪气犯肝，肝失疏泄，气机郁滞，脉气因而紧张，则出现弦脉；气虚无力鼓动血液运行，营血亏虚不能充盈脉道，故脉体细小而软弱无力；热邪亢盛，气血运行加速，故见脉象数而有力，久病阴虚，虚热内生，脉象细数无力。

【药膳调养】 罗布麻茶

配方组成：罗布麻 3～10g。

用法用量：将罗布麻放入瓷杯中，以沸水冲泡，密闭浸泡 5～10min。不拘时间，代茶频饮，每日数次。

【方药疗法】 天麻钩藤饮

配方组成：天麻 9g，钩藤 12g（后下），石决明 30g（先煎），栀子 6g，黄芩 9g，川牛膝 12g，杜仲 10g，益母草 9g，桑寄生 12g，首乌藤（夜交藤）12g，茯苓 12g。

熬制方法：上药取饮片置煎药壶中，加水没药浸泡 30min 后，煎煮 40min 即可。

用法用量：每日 1 剂，分两次服。

功效：平肝息风，滋阴清热。

三、寒凝肝脉证

寒凝肝脉证是指寒邪侵袭肝脉，凝滞气血所表现的实寒证候，又称寒滞肝脉证，以肝经循行部位冷痛与实寒见症为辨证要点。

【临床表现】

少腹冷痛，或阴囊收缩掣痛，或巅顶冷痛，遇寒则甚，得温痛减，呕吐清涎，形寒肢冷，舌苔白，脉沉紧或弦紧。

【脉图特点】

（1）$P_{出} \geq 75g$，反映"轻取不应"。

（2）$P - h_1$ 趋势曲线峰值右移，呈渐升型，最佳取脉压力 $\geq 175g$，反映"重按始得"。

（3）主波宽大，$W/t > 0.2$。

（4）潮波位置上升，接近主波，起点在主波幅 h_1 上 3/4 出现，使处于高峰的停留时间较长，或见潮波与主波幅融合，h_3/h_1 接近 1，伴见波峰增宽，甚至成为平顶。

（5）重搏波波谷与重搏波波峰相对处于较高位置，潮波波峰高于重搏波波峰（图 4-4-3、图 4-4-4）。

【形成机制】

邪滞于里，气血被遏，脉气内敛，则脉沉而有力；肝主疏泄，调畅气机，以柔和为贵，邪气犯肝，肝失疏泄，气机郁滞，或诸痛，阻滞气机，脉气因而紧张，则出现弦脉；寒邪侵袭人体，阻碍

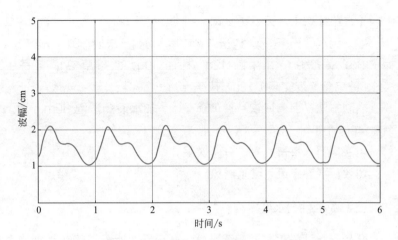

图 4-4-3　沉紧脉脉图

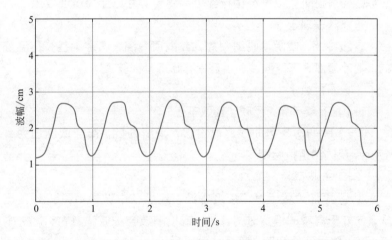

图 4-4-4　弦紧脉脉图

阳气运行，正气与寒邪相搏，导致脉道紧张而拘急，而见紧脉，剧痛之紧脉，亦是因寒邪与正气激烈搏斗，脉失柔和所致。

【药膳调养】　艾叶生姜煮蛋

配方组成：艾叶 10g，老生姜 15g，鸡蛋 2 个，红糖适量。

烹煮方法及用法：

（1）老生姜用湿过水的纸包裹 3 层，把水挤干，放入热炭灰中煨 10min，取出洗净切片备用；

（2）将艾叶、鸡蛋洗净，与姜片一同放入锅内，加水适量，文火煮至蛋熟后，去壳取蛋；

（3）再放入药汁内煮 10min，加入红糖溶化，饮汁吃蛋。

【方药疗法】　暖肝煎

配方组成：当归二三钱（6~9g），枸杞子三钱（9g），小茴香二钱（6g），肉桂一二钱（3~6g），乌药二钱（6g），沉香一钱（或木香亦可）(3g)，茯苓二钱（6g）。

熬制方法及用法用量：加生姜三、五片，上药置煎药壶中，加水没药浸泡 30min，大火烧开后转小火煎煮 30min。食远温服。现代用法：水煎服。

功效：温补肝肾，行气止痛。

四、胆郁痰扰证

胆郁痰扰证是指痰热内扰，胆气不宁所致的证候，以惊悸失眠，胆怯易惊与痰热见症为辨证要点。

【临床表现】

胆怯易惊，惊悸不宁，烦躁不安，失眠多梦，眩晕耳鸣，胸胁胀闷，口苦，恶心欲呕，舌红苔黄腻，脉弦数。

【脉图特点】

（1）主波宽大，$W/t > 0.2$。

（2）潮波位置上升，接近主波，起点在主波幅 h_1 上 3/4 出现，使处于高峰的停留时间较长，或见潮波与主波幅融合，h_3/h_1 接近 1，伴见波峰增宽，甚至成为平顶。

（3）重搏波波谷与重搏波波峰相对处于较高位置，潮波波峰高于重搏波波峰。

（4）脉动周期 t 在 0.48~0.8s，脉率 91~120 次/min（图4-4-5）。

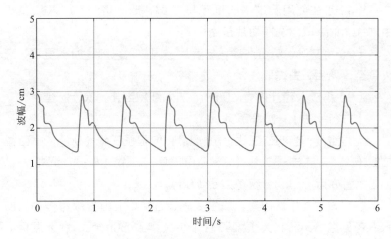

图 4-4-5　弦数脉脉图

【形成机制】　气机郁滞，或痰饮内阻，阻滞气机，脉气因而紧张，则出现弦脉；热邪亢盛，气血运行加速，故见脉象数而有力。

【药膳调养】　茵陈粥

配方组成：茵陈 30～50g，粳米 100g，白糖适量。

烹煮方法及用法：

（1）茵陈洗净，入瓦煲，加水 200mL，煎至 100mL，去渣；

（2）瓦煲内入粳米，再加水 600mL，煮至粥熟，调味即可；

（3）每日 2 次，微温服，7～10 天为 1 个疗程。

【方药疗法】　温胆汤

配方组成：半夏（汤洗七次），竹茹、枳实（麸炒，去瓤）各 9g，陈皮 12g，炙甘草 5g，茯苓 5g。

熬制方法及用法用量：上药锉散。每服 12g，用长流水 1L，加糯米适量，煮沸，扬二三千遍，澄清，每用 300mL，再入药煎至 210mL，去滓，不拘时服（现代用法：水煎服）。

功效：化痰和胃，养心安神。

第五节 肾与膀胱病证脉图

肾藏精，为先天之本、元气之根，是脏腑功能的动力源泉，亦是全身阴阳的根本，人身十二经脉全赖肾间动气之生发，故《难经·论脉》说："诸十二经脉者，皆系于生气之原，所谓生气之原者，谓十二经之根本也，谓肾间动气也，此五脏六腑之本，十二经脉之根"。《诊脉三十二辨》中比喻"盖人之有肾，如树之有根。枝叶虽枯槁，本立将自生。 故上部无脉，下部有脉，虽困无能为害。"又如王叔和所说："寸关虽无，尺犹不绝，如此之流，何忧殒灭"。 肾气充盛则脉搏重按不绝，尺脉有力，是谓"有根"。 若精血衰竭，虚阳浮越则脉象变浮，重按不应指，是无根脉，提示阴阳离散、病情危笃。

一、肾阳虚证

肾阳虚证指肾阳虚衰，失于温煦，以生殖、气化等功能减退所表现的证候，以腰膝冷痛，性欲冷淡，夜尿频多与虚寒见症为辨证要点。

【临床表现】

腰膝痠软冷痛，畏寒肢冷，下肢尤甚，头晕眼花，面色㿠白或黧黑，精神萎靡；或性欲冷淡，男子阳痿早泄，滑精，女子宫寒不孕，白带清稀量多；或尿频清长，夜尿频多，或五更泄泻，舌淡苔白，脉沉细无力，尺部尤甚。

【脉图特点】

（1）$P_{出}$ ≥75g，反映"轻取不应"。

（2）主波幅 h_1 < 8mm，升支坡度稍平缓，升支斜率小，降支斜率小。

（3）潮波、重搏波波峰变浅或消失，降中峡有抬高现象（图4-5-1）。

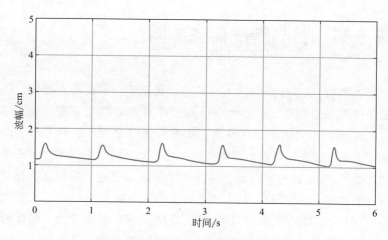

图 4-5-1　细脉脉图（取脉压力 200g）

【形成机制】　脏腑虚弱，或阳虚气陷，无力升发，脉气鼓动无力，故脉沉而无力；气虚无力鼓动血液运行，营血亏虚不能充盈脉道，故脉体细小而软弱无力。

【药膳调养】　鹿角粥

配方组成：鹿角粉 10g，粳米 60g。

烹煮方法及用法：

（1）先将粳米掏净，置于锅内加水煮粥；

（2）待米汤数沸后调入鹿角粉，同煮为稀粥；

（3）每日分 2 次服。

【方药疗法】　金匮肾气丸

配方组成：地黄 240g，山药、山茱萸各 120g，泽泻、茯苓、牡丹皮各 90g，桂枝、附子（炮）各 30g。

熬制方法及用法用量：上为末，炼蜜为丸，如梧桐子大。 每服十五丸（6g），加至二十五丸（10g），酒送下，日再服。 现代用法：亦可作汤剂，用量按原方比例酌减。

功效：补肾助阳。

二、肾阴虚证

肾阴虚证指肾阴亏虚，失于滋养，虚热内扰所表现的证候，以腰酸，耳鸣，男子遗精，女子月经失调与阴虚内热见症为辨证要点。

【临床表现】

腰膝痠软而痛，眩晕耳鸣，失眠多梦，形体消瘦，五心烦热，潮热盗汗，咽干颧红，男子阳强易举，遗精早泄，女子经少经闭，或见崩漏，舌红少津，少苔或无苔，脉细数。

【脉图特点】

（1）主波幅 $h_1 < 8mm$，升支坡度稍平缓，升支斜率小，降支斜率小。

（2）脉波波速稍大。脉动周期 t 在 $0.48 \sim 0.8s$，脉率大于 90 次／min。

（3）潮波、重搏波波峰变浅或消失，降中峡有抬高现象（图 4-5-2）。

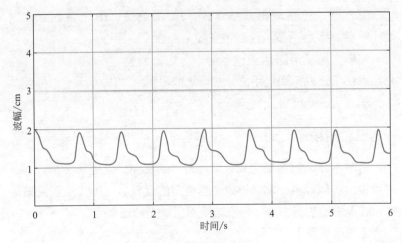

图 4-5-2　细数脉脉图

【形成机制】

气虚无力鼓动血液运行，营血亏虚不能充盈脉道，故脉体细小而软弱无力；久病阴虚，虚热内生，脉象细数无力。

【药膳调养】 怀药芝麻糊

配方组成：山药 15g，黑芝麻 120g，粳米 60g，鲜牛乳 200g，冰糖 120g，玫瑰糖 6g。

烹煮方法及用法：

（1）粳米淘净，水泡约 1h，捞出沥干，文火炒香；

（2）山药洗净，切成小颗粒；

（3）黑芝麻洗净沥干，炒香；

（4）上三物同入盆中，加入鲜牛乳、清水调匀，磨细，滤去细茸，取浆液待用；

（5）另取锅加入清水、冰糖，烧沸溶化，用纱布滤净，糖汁放入锅内再次烧沸后，将粳米、山药、黑芝麻浆慢慢倒入锅内，不断搅动，加玫瑰糖搅拌成糊状，熟后起锅；

（6）早晚各服一小碗。

【方药疗法】 六味地黄丸

配方组成：熟地黄八钱（24g），山茱萸、山药各四钱（各12g），泽泻、牡丹皮、茯苓各三钱（各 9g）。

熬制方法及用法用量：上为末，炼蜜为丸，如梧桐子大。空心温水化下三丸（现代用法：亦可水煎服）。

功效：滋补肝肾。

三、肾精不足证

肾精不足证指肾精亏损，脑与骨、髓失充，以生长发育迟缓、成人生殖功能减退、早衰等为主要表现的证候，以小儿生长发育迟缓，成人生殖功能减退，早衰与精亏见症为辨证要点。

【临床表现】

小儿发育迟缓，囟门迟闭，身材矮小，骨骼痿软，智力低下；

成人性欲减退，男子精少不育，女子经少经闭或不孕；成人早衰，发脱齿摇，耳鸣耳聋，健忘恍惚，神情呆痴，足痿无力，腰膝瘘软，动作迟缓；舌质淡，脉弱。

【脉图特点】

（1）$P_{\text{出}} \geqslant 75g$，反映"轻取不应"。

（2）$P\text{-}h_1$ 趋势曲线峰值右移，呈渐升型，最佳取脉压力 $\geqslant 175g$，反映"重按始得"。

（3）$h_1 < 7mm$，脉图面积较小，反映脉体细小。

（4）h_3 / h_1 增大，t_1 延长，W / t 增大（图4-5-3）。

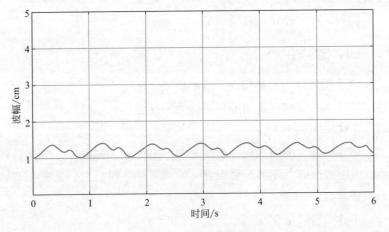

图 4-5-3　弱脉脉图

【形成机制】　血虚脉道不充，则脉细；阳气亏虚，鼓动乏力，则脉位深沉而软弱无力。

【药膳调养】　生地黄鸡

配方组成：生地黄 250g，乌雌鸡 1 只，饴糖 150g。

烹煮方法及用法：

（1）鸡宰杀去净毛，洗净，去内脏备用；

（2）将生地黄洗净，切片，入饴糖，调拌后塞入鸡腹内；

（3）将鸡腹部朝下置于锅内，于旺火上上笼蒸 2~3h，待其熟烂后，食肉。

【方药疗法】 左归丸

配方组成：熟地黄 250g，山药 120g（炒），枸杞子 120g，山茱萸 120g，川牛膝 90g（酒洗，蒸熟，精滑者不用），菟丝子 120g（制），鹿角胶 120g（敲碎，炒珠），龟甲胶 120g（切碎，炒珠）。

熬制方法及用法用量：先将熟地黄等蒸烂杵膏，加炼蜜为丸，如梧桐子大。空腹时用滚汤或淡盐汤送下 100 丸。亦可水煎服，用量按原方比例酌减。

功效：滋阴补肾，益精填髓。

四、膀胱实热证

膀胱实热证指湿热侵袭，蕴结膀胱，气化不利所表现的证候，以尿频尿急、尿痛尿黄与湿热见症为辨证要点。

【临床表现】

尿频尿急，尿道灼痛，小便短黄，或浑浊，或尿血，或尿有砂石，或小腹胀痛，或腰、腹掣痛，或伴发热，舌质红，苔黄腻，脉滑数或濡数。

【脉图特点】

1. 脉滑数

（1）脉图呈双峰波。

（2）主波陡而狭，上升支陡直，下降支快，主波夹角：17°~22°。

（3）潮波起点下降，波峰减弱或消失，大多与主波融为一体，下降支滑利或由倾斜变陡直。

（4）降中峡低，$h_4 / h_1 < 0.3$。

（5）重搏波波峰明显，波峰变高变尖，其净高度 h_5 大于 1/4

主波幅 h_1。

（6）脉动周期 t 在 0.48 ~ 0.8s，脉率 91 ~ 120 次/min（图 4-5-4、图 4-5-5）。

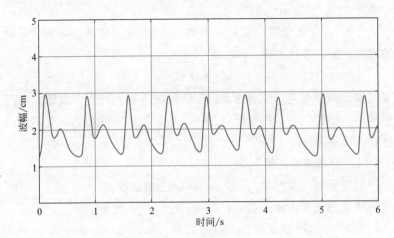

图 4-5-4　滑数脉脉图

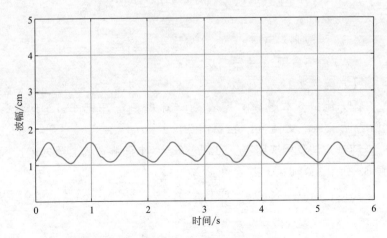

图 4-5-5　濡数脉脉图

2. 脉濡数

（1）$P_出 \leq 25g$，反映"轻取即得"，最佳脉图取脉压力 $< 100g$。

（2）$h_1 < 10mm$。

（3）主波峰变钝，顶夹角变宽，潮波抬高，重搏波平坦，下降支减缓，呈丘波状。

【形成机制】

实邪壅盛于内，气实血涌，故脉势往来甚为流利，应指圆滑而无碍滞；热邪亢盛，气血运行加速，故见脉象数而有力；湿邪阻遏脉道，可见濡脉。

【药膳调养】 滑石粥

配方组成：滑石 20g，粳米 50g，白糖适量。

烹煮方法及用法：

（1）将滑石磨成细粉，用布包扎，放入煲内，加水 500mL，中火煎煮 30min 后，弃布包留药液；

（2）粳米洗净入煲，注入滑石药液，加水适量，武火煮沸后文火煮成粥；

（3）粥成调入白糖；

（4）温热食用。每日 2 次。

【方药疗法】 八正散

配方组成：木通 9g，瞿麦 9g，萹蓄 9g，车前子 12g，滑石 15g，栀子 9g，大黄 9g，甘草梢 6g。

熬制方法及用法用量：加灯心草 2g 水煎服，或上药为末，每服 6~9g，加灯心草煎服。

功效：清热泻火，利水通淋。

第五章
《濒湖脉学》脉象歌诀与白话解读

05

　　《濒湖脉学》是明代著名的医家李时珍所编纂的一部中医脉学的专著。 李时珍（1518～1593 年），字东璧，晚年自号濒湖山人，湖广黄州府蕲州人，明代著名医药学家。 自幼聪明，勤奋好学，跟随父亲学医，声名鹊起，名声大振。《濒湖脉学》是其在《黄帝内经》《脉经》等著作的思想理论基础上，参考《崔紫虚脉诀》，依其父所著《四诊发明》，集明以前脉学研究之大成，取诸家脉学之精华，结合自身临床实践经验于明嘉靖四十三年编著而成。该书分两部分,前半部分主要论述了浮、沉、迟、数等 27 种脉象，用歌诀的形式，依次按体状诗、相类诗、主病诗的次序，表述了 27 种脉的形状、部位、频率等特征。 后半部分为李言闻根据宋·崔嘉彦的《紫虚脉诀》加以删补而成,全面论述了脉象机理、诊脉法、辨脉提纲、各种病脉体状、脉象主病等问题。

　　《濒湖脉学》和《奇经八脉考》于明万历三十一年附刊于御史夏良心与江西按察使张鼎思刊印《本草纲目》，二书遂得以保存，并随《本草纲目》传至国外，对国外医学界产生一定影响。

　　《濒湖脉学》用七言歌诀形式，依照体状诗、相类诗、主病诗的次序，详述二十七种脉的脉体形象、主病和相似脉的鉴别，说理明白，简明切用，朗朗上口，便于习诵，自问世以来，一直受到历代医家的重视与推崇，成为后世学习中医脉学的必读之书。《濒湖脉学》在理论知识和临床经验上都对中医脉学有着深刻的影响，不仅清代《四诊抉微》《医宗金鉴》的脉诊内容以此书为蓝本，而且直到现在，《濒湖脉学》为当代中医脉诊学奠定了基础，同时也是当代中医脉诊学的重要组成部分，高等中医药院校教材的脉学部分仍大多取材于此书。书中的脉象和症状相结合共同用于诊病辨证的理念，对于当代中医临床具有十分重要的指导意义。

1. 浮脉

脉歌	白话解读
体状诗 浮脉惟从肉上行， 如循榆荚似毛轻。 三秋得令知无恙， 久病逢之却可惊	诊察浮脉只要在肌肉的浅层便能触到它的搏动，指下具有像摸到榆钱那样的感觉，又像触到舒缓的羽毛一样。如果在秋天见到这种脉象，一般来说属于正常脉象，不是有病的表现。但如果是一个久病的患者见到这种脉象，则是一个危险的征兆，可能是久病体衰，阴竭或阳脱之证，应注意采取救护措施。因此，临床上久病之人出现浮脉，不可误作外感论治，即浮脉不可概言表
相类诗 浮如木在水中浮， 浮大中空乃是芤。 拍拍而浮是洪脉， 来时虽盛去悠悠。 浮脉轻平似捻葱， 虚来迟大豁然空。 浮而柔细方为濡， 散似杨花无定踪	浮脉就像木头漂在水里一样，但浮脉还是根据情况分别为芤脉、洪脉、虚脉、濡脉、散脉，这五种脉都属浮脉一类。芤脉浮大无力，按之中空；洪脉来势盛，波涛汹涌，但它下落时却缓慢，力量又不足；若脉浮而搏动迟缓，虽觉稍大，但举按皆无力，称为虚脉；若脉浮而柔弱细小，这叫作濡脉；若脉来浮大而散，至数不齐，好像飘散无一定踪迹的杨花一样，则称之为散脉

脉歌	白话解读
主病诗 浮脉为阳表病居, 迟风数热紧寒拘。 浮而有力多风热, 无力而浮是血虚。 寸浮头痛眩生风, 或有风痰聚在胸。 关上土衰兼木旺, 尺中溲便不流通	按阴阳来划分,浮脉属阳脉类,多见于外感性疾病的表证阶段,但浮脉多不单独出现,常兼见其他脉象。例如,浮而兼迟,多主中风,是风邪伤人肌表的表现;若浮而兼数,即脉浮数,多见于外感风热表证,但这种脉浮数而有力。如脉浮而无力时,多主久病血虚;若脉浮紧,则多主寒邪侵袭肌表,形成表寒证。如浮脉仅见于寸部,可见于风邪侵犯人体的上部,出现头痛、目眩等症,亦可见于风热痰浊聚积在胸膈上焦的病证。若浮脉仅见于关部,因左关候肝,右关候脾,故多见于肝气旺盛、脾气虚弱的病证;若浮脉仅见于尺部,主肾气大衰可见二便不利等病证

2. 沉脉

脉歌	白话解读
体状诗 水行润下脉来沉, 筋骨之间软滑匀。 女子寸兮男子尺, 四时如此号为平	水的特性是湿润而下走的,沉脉也如水流一般,总是显现于深在的筋骨之间,故诊察沉脉时,轻取不得,重按始应。沉脉以软滑均匀为正常脉象。若在女了的寸部和男子的尺部在一年四季经常见到沉脉,属平脉,不属病脉。这是因为女子以血为本属阴,寸脉常不及尺脉,男子以气为主属阳,尺脉常不及寸脉的缘故
相类诗 沉帮筋骨自调匀, 伏则推筋着骨寻。 沉细如绵真弱脉, 弦长实大是牢形	一般来说,沉脉都是靠近筋骨间的,所以诊察沉脉,重按始应,指下有软滑而均匀跳动的感觉。若比一般沉脉还要深在,需要推筋着骨才能摸到脉搏的跳动,称为伏脉;若脉搏沉细软弱,如同绵一般,称为弱脉;若脉沉兼弦大有力,称为牢脉

脉歌	白话解读
主病诗 沉潜水蓄阴经病, 数热迟寒滑有痰。 无力而沉虚与气, 沉而有力积并寒。 寸沉痰郁水停胸, 关主中寒痛不通。 尺部浊遗并泄痢, 肾虚腰及下元病	沉脉隐藏于深部,呈现部位深,如果见到沉脉,多属水饮停蓄三阴经的里证,沉脉是水液潴留最常见的脉象。若沉兼数脉,则为里热;沉兼迟脉,又主里寒;沉兼滑脉,为内有痰饮;沉而无力,主里虚或气陷证;沉而有力,主里实,表示体内有积滞、寒凝等病变。沉脉分见于三部,主病各不相同。如寸部见沉脉,根据上以候上的原则,常见于胸膈部位有痰湿停聚、水聚停留等病证;若关脉沉,常见于中焦脾胃寒凝气滞,不通则痛而引起的胃脘痛等病证;若尺部脉沉,多属肾虚,精关失固则遗精,膀胱失约、气化不利则遗尿,清浊分则是尿浊,脾失温煦则泻痢,阳虚温煦功能不足则腰膝冷痛,或者出现下焦元阳亏损的多种病痛

3. 迟脉

脉歌	白话解读
体状诗 迟来一息至惟三, 阳不胜阴气血寒。 但把浮沉分表里, 消阴须益火之原	迟脉是脉跳速率的变化,一呼一吸之间只跳动三次。之所以跳动缓慢,主要是因为阳气偏衰,不能制约阴气,或者是气血为寒邪凝滞所致。同是迟脉,还要结合浮沉来分析。脉浮而迟,是寒邪伤及肌表的表现;脉沉而迟,则为寒邪在里,伤及脏腑的征象。迟脉主寒证,但有虚寒与实寒之分。若为阳气不足,阴相对偏盛的虚寒之证,治疗时就须用温热药来温补人体元阳,使阳气旺盛起来,则阴寒自能消除,这是从根本上治疗

脉歌	白话解读
相类诗 脉来三至号为迟， 小快于迟作缓持。 迟细而难知是涩， 浮而迟大以虚推。	脉来一息三至，称之为迟脉，若比迟脉稍微快点，一息四至，来去有怠缓感觉者称为缓脉。假如脉迟、细小，并有一种涩滞不流利感觉者称为涩脉。如果脉浮大力弱，跳动又缓慢者称之为虚脉。所以，同是迟脉，又可根据指下的感觉不同，进一步分为缓、涩、虚三种脉象
主病诗 迟司脏病或多痰， 沉痼癥瘕仔细看。 有力而迟为冷痛， 迟而无力定虚寒。 寸迟必是上焦寒， 关主中寒痛不堪。 尺是肾虚腰脚重， 溲便不禁疝牵丸	迟脉的出现，一般多见于脏气方面的病变，或主湿痰。至于沉寒痼疾，久经治疗不愈之病，或者体内形成肿块，如癥瘕积聚等，亦可见到迟脉。但是迟脉主病有虚实的不同。如脉迟而有力，多见于阴寒偏盛，阻遏阳气，不通则痛的冷痛实证；如脉迟力弱，属于阳气不足失于温煦的虚寒证。迟脉分见于寸、关、尺三部，主病亦有区别。根据上以候上、下以候下的原则，若寸部脉迟，多属上焦心胸部位寒邪凝滞，或心阳不振、虚寒内生的病证；若关部脉迟，多属中焦脾胃阳气受损的寒证；若尺部脉迟，则多属于下焦肝肾阴寒或阳气受损的病变。肾阳不足，温煦气化功能减退，水湿排泄异常，寒湿偏盛，则腰脚沉重，肾虚二便失调，可表现为溲便不禁。若寒犯肝脉，则发为疝气，使睾丸牵引而痛

4. 数脉

脉歌	白话解读
体状诗 数脉息间常六至, 阴微阳盛必狂烦。 浮沉表里分虚实, 惟有儿童作吉看	数脉,一呼一吸之间,脉搏跳动六次。由于阳热亢盛、阴液火旺,热邪鼓动脉气,故脉搏增快。患者常常出现烦躁不安,甚至发狂的症状。如果脉浮而数,常见于表热证;脉沉而数,常见于里热证;数而有力多为实热证;数而无力多属于虚热证。因此,数脉总是见于热性患者。但在儿童,一息六至不属病脉。因为在正常情况下,儿童的脉搏比成人快
相类诗 数比平人多一至, 紧来如数似弹绳。 数而时止名为促, 数见关中动脉形	正常人的脉搏一呼一吸之间总是在四到五至之间,如果增加一至,便是数脉。和数脉属于同一类的还有紧脉、促脉和动脉三种,应该进行区别。紧脉的跳动来势紧急而数,如同转绳绞索一样,左右弹动不已。如果脉数而时有停跳现象的便是促脉,如数脉仅见于关部的就是动脉。总之,脉搏跳动比正常人快的称之为数脉;脉来数急,紧张有力,状如转索者称之为紧脉;脉来急数,时见一止,止无定数的,称之为促脉;脉滑数有力,脉短如豆,仅见于关部的,称之为动脉。数、紧、促、动脉应仔细鉴别

脉歌	白话解读
主病诗 数脉为阳热可知， 只将君相火来医。 实宜凉泻虚温补， 肺病秋深却畏之。 寸数咽喉口舌疮， 吐红咳嗽肺生疮。 当关胃火并肝火， 尺属滋阴降火汤	脉搏之所以见数，主要因为阳热亢盛，扰动血行所致。但火热又分君火和相火，君火即心火，相火主要包括肾火在内。心的阳气亢盛，则脉流薄疾，出现数脉，多数而有力；如肾阴不足，相火妄动，扰动血行，亦可出现数脉，但数而无力。脉数有力属实热者，宜用清凉泻火之药治之；脉数无力属虚火者，宜用温补之法治之。肺病深秋见到数脉，多为肺家贼脉，是一种凶险之证。数脉见于寸口脉不同的部位，主病也有区别。例如，寸部脉数，多见于上焦病变，多主咽喉红肿、口舌生疮，或者肺热化为脓疡而见咳嗽吐血等症状；若关部脉数，多见于中焦病变，多主胃火或肝火炽盛；若尺部脉数，多主下焦真阴亏损，阴不敛阳，虚火亢盛的滋阴降火汤证

5. 滑脉

脉歌	白话解读
体状诗 滑脉如珠替替然， 往来流利却还前	滑脉的形象好比圆珠似的，一往一来，一前一后，流利、持续不断地在指下滚过
相类诗 莫将滑数为同类， 数脉惟看至数间	滑脉虽有数意，其实与数脉不同，不能混同一类。数脉是至数增加，滑脉只是搏动流利而言，一息至数并不增多。正如李东垣自注说："滑则如珠，数则六至"

脉歌	白话解读
主病诗 滑脉为阳元气衰， 痰生百病食生灾。 上为吐逆下蓄血， 女脉调时定有胎。 寸滑膈痰生呕吐， 吞酸舌强或咳嗽。 当关宿食肝脾热， 渴痢癫淋看尺部	滑脉为阳中之阴脉，为阴气有余之脉，亦可见于元气衰败的病证，但必滑而力弱。在临床上滑脉多见于痰饮、宿食不消等疾患。另外，滑脉出现的部位不同，主病也不一样。例如，寸部脉滑，多主胸膈间痰饮内盛，可见痰饮上犯的呕逆之证，或者吐酸水、咳嗽；如痰饮阻滞，影响到气的运行，还可见到下焦蓄血的症状；妇女如果月经闭止，又无任何不适的表现，脉搏滑而冲和，此血盛来养胎之兆，定主受孕；如果痰阻心窍，还可见到舌强不语等症状；关部脉滑，中焦有热，肝脾不调，或宿食不化；尺部脉滑，下焦有湿热，可见消渴、痢疾、淋病等病证

6. 涩脉

脉歌	白话解读
体状诗 细迟短涩往来难， 散止依稀应指间。 如雨沾沙容易散， 病蚕食叶慢而艰	涩脉的脉象细小而短，来去都十分艰难迟缓，有时又有模糊不清、仿佛有歇止的感觉。比方说，就像雨沾沙、病蚕食叶一样，迟慢而艰涩
相类诗 参伍不调名曰涩， 轻刀刮竹短而难。 微似秒芒微喫甚， 浮沉不别有无间	涩脉的跳动是或大或小、或迟或疾、往来出入不调匀的，同时又像轻刀刮竹一样，脉短且艰难。微脉与涩脉就不相同了，微脉似禾芒一样，极细而软，重按若绝，无论是浮取或沉取都模糊不清

脉歌	白话解读
主病诗 涩缘血少或伤精， 反胃亡阳汗雨淋。 寒湿入营为血痹， 女人非孕即无经。 寸涩心虚痛对胸， 胃虚胁胀察关中。 尺为精血俱伤候， 肠结溲淋或下红	涩脉见于阴血虚少、精液耗伤之证。如果胃气上逆，呕吐剧烈，阳气亡失，汗出不止，津液大量亡失，或因寒湿之邪伤于血分，阻滞气机形成的痹证，均可出现涩脉。女子如果出现涩脉，多主不孕症或经闭证。涩脉出现于不同部位，主病亦有区别。寸部脉涩，多见于心血不足、心脉失养的胸痹疼痛之证；关部脉涩，多见于中焦脾胃虚弱、津亏血少或血虚气滞、肝脉失养的胁肋胀痛病证；尺部脉涩，多见于肾精亏损，阴血虚少，大便秘结，小便淋漓，在妇女可还见于崩漏下血病证

7. 虚脉

脉歌	白话解读
体状诗 举之迟大按之松， 脉状无涯类谷空	在诊察虚脉时，轻用力按时，感到脉搏迟缓，大而软，就像摸不到边际一样，指下有一种空虚的感觉
相类诗 莫把芤虚为一例， 芤来浮大似慈葱	不能把虚脉与芤脉混为一谈。芤脉也有浮大之象，但又有像摸到葱管一样，边缘清楚而中空无物

脉歌	白话解读
主病诗 脉虚身热为伤暑， 自汗怔忡惊悸多。 发热阴虚须早治， 养营益气莫蹉跎。 血不荣心寸口虚， 关中腹胀食难舒。 骨蒸痿痹伤精血， 却在神门两部居。	在炎热的夏季，身热不退，脉虚，多为伤暑。在自汗、怔忡、惊悸以及阴虚于内的发热等病证，都可以出现虚脉。此时应积极给予治疗，气虚者益气，血虚者补血，不应白白地等待而贻误病情。另外，虚脉出现的部位不同，其所主的病证也不尽相同。例如，寸部脉虚，多主血不养心的怔忡、惊悸等病证；关部脉虚，多主脾胃虚弱所致的腹胀、饮食不化等病证；尺部脉虚，多主肾中精血亏损，可见骨蒸、潮热、痿痹等病证

8. 实脉

脉歌	白话解读
体状诗 浮沉皆得大而长， 应指无虚幅幅强。 热蕴三焦成壮火， 通肠发汗始安康	实脉，三部脉举按皆有力，都能摸到大而长、紧实有力的脉搏，指下毫无虚的感觉。其所以形成实脉，是因为三焦蕴热，壮火炽盛，邪气有余，正气不衰，正邪相争剧烈所致。邪在表可发汗，邪在里结于肠胃，可采取攻下的方法通腑泄热，使邪去正安方可恢复健康
相类诗 实脉浮沉有力强， 紧如弹索转无常。 须知牢脉帮筋骨， 实大微弦更带长	实脉的搏动，无论是沉取或浮取，都是强劲而有力的。实脉应与紧脉、牢脉进行鉴别。紧脉在指下，虽也有劲急的感觉，但有转绳绞索左右弹动的表现，与实脉有一定区别。牢脉虽然也有实大微弦之象，但其搏动多沉伏，在筋骨间搏动，动而不移，与实脉也有区别

脉歌	白话解读
主病诗 实脉为阳火郁成, 发狂谵语吐频频, 或为阳毒或伤食, 大便不通或气疼。 寸实应知面热风, 咽疼舌强气填胸。 当关脾热中宫满, 尺实腰肠痛不通	实脉主要因阳热实火郁积所造成,所以发狂、谵语、频繁呕吐、阳毒、伤食、便秘、气痛等病证,都可见到实脉。实脉出现的部位不同,主病亦有区别。例如,寸部脉实,心中积热,可见头面发热、咽喉疼痛、舌强不灵活、胸闷气塞等症状。关部脉实,可见中焦热盛症状,如脘腹胀满等。尺部脉实,可见腰部热痛、腹痛、大便秘结等下焦实热壅盛之病证

9. 长脉

脉歌	白话解读
体状诗 过于本位脉名长, 弦则非然但满张	长脉首尾端直,超过本位。弦脉与之不同,虽端以长,但并不超过本位,只是像新张弓弦一样,有紧张的感觉
相类诗 弦脉与长争较远, 良工尺度自能量	弦脉和长脉二者存在明显区别,有经验的医生自能分辨清楚
主病诗 长脉迢迢大小匀, 反常为病似牵绳。 若非阳毒癫痫病, 即是阳明热势深	在正常情况下,长脉大小均匀、脉长而有柔和之象。在异常的情况下,脉长超过本位,就像拉直的绳子一样坚硬而不柔和,这是病脉。如果出现这种脉象,不是阳毒内蕴、风痰癫痫,就是阳气有余的阳明热盛之证

10. 短脉

脉歌	白话解读
体状诗 两头缩缩名为短, 涩短迟迟细且难	短脉的脉体短、两头沉下,中间独浮,首尾有回缩的感觉。涩脉虽然脉体亦短,但形细,跳动迟慢,往来难,与短脉不同
相类诗 短涩而浮秋喜见, 三春为贼有邪干	但是短脉或涩脉兼见浮象,秋天出现此脉最为相宜,若见春季,就会引起金来克木,这就是异常现象
主病诗 短脉惟于尺寸寻, 短而滑数酒伤神。 浮为血涩沉为痞, 寸主头疼尺腹疼	短脉脉体短,或前有后无,或前无后有,或前后俱无,故短脉在尺、寸部最容易诊察。如果脉短而兼有滑数之象,可见于饮酒过多而伤及心神之证。如脉短而兼有浮象,则多主血少不充。脉短而兼有沉象,可见于胸腹痞满之症。阳气虚于上,因而头痛,可见寸部脉短。阳气虚于下,因而腹痛,可见尺部脉短,这都是临床上常见的症状

11. 洪脉

脉歌	白话解读
体状诗 脉来洪盛去还衰, 满指滔滔应夏时。 若在春秋冬月份, 升阳散火莫狐疑	洪脉的特点是来时盛大,去时衰减,指下具有饱满充实的感觉,有滔滔之势。这种脉象多见于夏季,这是应时脉象。如果在春、秋、冬几个季节里见到洪脉,则属于阳热亢盛,气盛血涌的病证。有时用升阳散火的方法治疗,能取得较好疗效

脉歌	白话解读
相类诗 洪脉来时拍拍然， 去衰来盛似波澜。 欲知实脉参差处， 举按弦长幅幅坚	洪脉波涛汹涌，来盛去衰，指下具有拍击冲撞的感觉。实脉搏动也有力量，但与洪脉有明显区别。洪脉来时盛大有力，去时衰减力弱，实脉则无论浮取、沉取，指下都有弦长饱满的感觉
主病诗 脉洪阳盛血应虚， 相火炎炎热病居。 胀满胃翻须早治， 阴虚泄痢可愁如。 寸洪心火上焦炎， 肺脉洪时金不堪。 肝火胃虚关内察， 肾虚阴火尺中看	洪脉多见于阳热亢盛、内热充斥、阴血受损不足的病证，尤其是相火偏盛的热病更为多见。胃脘胀满，反胃呕吐，脉洪者，多属胃实热证，应以清泻胃热的方法早期治疗。如果在阴虚之人或泄泻下痢病者，阴分已受损，反见洪脉，说明邪气尚盛，治疗时就应慎重考虑，攻与补应仔细分辨。洪脉出现的部位不同，主病也有区别。左寸部脉洪，多主上焦有热，心火亢盛之证；右寸洪，肺金受火热之邪熏灼，肺络受伤，可见咳嗽、吐血等病证；左关脉洪，多主肝经火热亢盛，可见头痛眩晕、目赤肿痛等病证；右关脉洪，多主胃热伤阴，胃气虚损，可见口干、纳少、呕吐等病证。如尺脉洪时，多属肾精亏损，相火亢盛的邪盛正虚之证

12. 微脉

脉歌	白话解读
体状诗 微脉轻微瀲瀲乎， 按之欲绝有如无	微脉的搏动是极其轻软无力的，好比水轻轻流过一样。稍用力按，指下就有似有若无、欲绝而未绝的感觉

脉歌	白话解读
相类诗 微为阳弱细阴弱， 细比于微略较粗	微脉与细脉不同，微脉多主阳气虚弱，细脉多主阴气衰弱不足。微脉极细极软，似有若无，指下感觉模糊，而细脉比微脉略粗，往来如线，但常有不断，体象分明
主病诗 气血微兮脉亦微， 恶寒发热汗淋漓。 男为劳极诸虚候， 女作崩中带下医。 寸微气促或心惊， 关脉微时胀满形。 尺部见之精血弱， 恶寒消瘅痛呻吟	微脉是虚脉类的一种脉象，见于气血阴阳多种虚弱不足之证。气血不足，脉搏就会微弱无力。阳气不足，温煦功能降低，就会感到畏寒怕冷。阴气虚损，阳相对亢盛，就会引起发热，这种热为虚热。阳气衰、阴气竭，阳虚不固，阴虚不守，津液外泄，可见大汗淋漓的症状。一般来说，男子脉微，不仅见于气血虚损不足之证，而且多与肾脏亏损有关。在女子，微脉多见于崩漏、带下等阴血不足、精气耗伤等病证。崩中日久不愈，就会使肝阴竭，漏下日久，就会导致骨髓枯竭。 　　总的来说，微脉主病气血亏损、多种虚性证候。但是由于微脉出现在不同的部位，主病也有一定差异。寸脉微弱，多主上焦心肺气血虚损，肺气虚则气短、喘促，心血虚则惊悸不宁；关部脉微，多主脾胃虚损不足，脾胃虚弱，运化力迟缓，则腹部胀满，四肢乏力，病久就会导致阴阳气血各种不足之证，若尺部脉微，属虚劳病的重证，是肾的精血亏损、元阴元阳耗竭的表现。阳气衰则畏寒，手足逆冷，少腹弦急、腹中痛，患者呻吟。肾精亏损，阴虚火旺，精微下注，发为消瘅

13. 紧脉

脉歌	白话解读
体状诗 举如转索切如绳, 脉象因之得紧名。 总是寒邪来作寇, 内为腹痛外身疼	紧脉脉搏的搏动劲急有力,就如摸到转动的或绷紧的绳索一样,左右弹动手指。因此,就把这种脉叫做紧脉。紧脉的出现,多因寒邪侵犯人体,凝滞气血,出现多种疼痛之证。例如,内而腹痛、外而身体疼痛等。所以说紧脉主寒、主痛
相类诗 见弦、实脉	
主病诗 紧为诸痛主于寒, 喘咳风痫吐冷痰。 浮紧表寒须发越, 紧沉温散自然安。 寸紧人迎气口分, 当关心腹痛沉沉。 尺中有紧为阴冷, 定是奔豚与疝疼	紧脉多见于因寒而引起的各种疼痛之证。寒主凝主痛,寒邪伤人,气血流行迟缓,故疼痛。寒主收引,经脉牵引,故形成紧脉。另外,在肺寒喘咳、肝寒风痫、中焦虚寒呕吐冷痰等病证,亦多见紧脉。 此外,紧脉兼有浮、沉以及在不同部位出现,主病仍有差异。脉紧兼浮,多主伤寒而身痛,脉紧而兼沉,多主里寒,腹中疼痛,或有风痫。治疗时,在表者宜辛温解表,使邪气随汗而发散于体外;在里者宜用温散的方法,温中祛寒或益火扶阳以解除在里之寒邪,病可获愈。 紧脉出现于寸部,有左和右的区别。《脉经·两手六脉所主五脏六腑阴阳逆顺第七》说:"左为人迎,右为气口。"紧脉出现于关部,多见于心腹冷痛之证;紧脉出现于尺部,多见于下焦阴寒之证。例如,阴寒内盛的阴冷;水寒之气上逆的奔豚;阴气积于内,寒气搏结而不散的疝痛等,都可见到紧脉

14. 缓脉

脉歌	白话解读
体状诗 缓脉阿阿四至通， 柳梢袅袅飐轻风。 欲从脉里求神气， 只在从容和缓中	缓脉总是均匀柔和地跳动着，一息四至，来往迟缓，就像柳梢在微风中飘动一样，显出轻盈柔软的姿态。这是正常的脉象。脉贵有神，有神则顺，无神则逆。所说的有神，就是指的脉来从容和缓
相类诗 见迟脉	
主病诗 缓脉营衰卫有余， 或风或湿或脾虚。 上为项强下痿痹， 分别浮沉大小区。 寸缓风邪项背拘， 关为风眩胃家虚。 神门濡泄或风秘， 或是蹒跚足力迂	体状诗里讨论的缓脉属于正常脉象，其特点是节律均匀，从容和缓，有柔和之象。但在有病的情况下，亦可见到缓脉，此时的缓脉即为病脉。例如，风邪袭表，营气不足，卫气有余，营卫不和，则脉浮缓；湿邪伤人，阻滞气机，脉见怠缓；脾属土而主湿，脾虚湿盛，气机为湿所困，故脉亦见缓象；风湿在上，阻滞筋脉，颈项活动不利；风湿在下，郁久化热，浸淫筋脉，使肌肉弛纵不收，发为痿痹。总之，缓脉主病，必须结合浮沉大小等具体情况，才能明确诊断

15. 芤脉

脉歌	白话解读
体状诗 芤形浮大软如葱， 按之旁有中央空。 火犯阳经血上溢， 热侵阴络下流红	芤脉其脉形浮大而软，且有两边稍实、中央空虚似摸葱管那样的感觉。芤脉多见于大量失血的病证。例如，火邪伤及经脉，迫血妄行，血从上溢，则上窍出血，如咯血、吐血、衄血等。热邪伤及阴络，血从下溢，可见下部出血，如崩漏、便血等，因大量出血，脉管失于充养，故出现芤脉

脉歌	白话解读
相类诗 中空旁实乃为芤, 浮大而迟虚脉呼。 芤更带弦名曰革, 血亡芤革血虚虚。	芤脉的特点是中间空虚,两边实,浮大而迟,属于虚脉一类。临证时应与革脉进行区别。革脉亦浮大中空。但芤脉软而无力,革脉弦劲而急,中空外坚,如按鼓皮。另外革脉与芤脉主病亦有区别。革脉主病血虚失精,芤脉主病失血
主病诗 寸芤积血在于胸, 关里逢芤肠胃痈。 尺部见之多下血, 赤淋红痢漏崩中。	芤脉主要见于大失血证,但芤脉出现在不同的部位,主病仍有差别。寸部脉芤,则多见于上焦失血,血积于胸中之病证,或心血妄行,发生吐衄;关部脉芤,见于胁间血气动,肠痈瘀血;尺部脉芤,多见于下焦失血证,如小便尿血、大便带血,以及女子崩漏失血等病证

16. 弦脉

脉歌	白话解读
体状诗 弦脉迢迢端直长, 肝经木旺土应伤。 怒气满胸常欲叫, 翳蒙瞳子泪淋浪。	弦脉的脉体具有端直且长的特点,这是因为肝气亢盛所造成的。肝气亢盛,横逆犯脾,使脾土受克而病。肝气亢奋,郁怒不解,则胸闷不舒,常欲呼叫而痛苦难耐。肝开窍于目,肝病目生翳肉,蔽蒙瞳孔,视力下降,流泪不止
相类诗 弦来端直似丝弦, 紧则如绳左右弹。 紧言其力弦言象, 牢脉弦长沉伏间。	弦脉和紧脉、牢脉有相似之处,但仍存在着差别,应区别开来。弦言其象,即弦脉的脉象如同琴瑟之弦、新张弓弦、筝弦等一样,端直且长。紧脉言其力,即紧脉来往有力,左右弹手,如转索牵绳。牢脉亦有弦长之象,但深潜于内,脉位偏沉,与弦脉有别

脉歌	白话解读
主病诗 弦应东方肝胆经， 饮痰寒热疟缠身。 浮沉迟数须分别， 大小单双有重轻。 寸弦头痛膈多痰， 寒热癥瘕察左关。 关右胃寒心腹痛， 尺中阴疝脚拘挛	弦脉与东方相应，在人体应于肝胆。弦病主病多为痰饮病、寒热疟疾等。但具体来说，其主病还应与兼浮、兼沉、兼数、兼迟，以及弦大、弦小、单侧、双侧等不同情况结合起来分析，以判断病的轻重。例如，弦为木盛之病，浮弦支饮外溢，沉弦悬饮内痛，肝脉自弦，弦数多热，弦迟多寒，弦大主虚。 另外，弦脉出现的部位不同，主病也有区别。例如，寸脉弦，多主痰停膈间，或头痛等证，左关脉弦，多主往来寒热、癥瘕等证。右关脉弦，多主中焦脾胃寒盛、胸腹疼痛等证。两尺脉弦，多主寒疝及腰脚拘挛疼痛等证

17. 革脉

脉歌	白话解读
体状诗 革脉形如按鼓皮， 芤弦相合脉寒虚	革脉的形状如同按鼓皮一样，中空外坚，兼具有芤脉中空和弦脉劲急的特点，可以说革脉是芤脉、弦脉的复合。革脉的出现，多见于虚寒之证
相类诗 见芤、牢脉	
主病诗 女人半产并崩漏， 男子营虚或梦遗	妇人小产、崩漏等病证，男子营气虚弱、梦中遗精等病证，都可以出现革脉

18. 牢脉

脉歌	白话解读
体状诗 弦长实大脉牢坚, 牢位常居沉伏间	牢脉脉形特点是弦、长、实、大,其脉位特点是居于坚深,常比沉脉还要深,接近于伏脉了,如同树根深入地下一样坚牢。因此,诊察牢脉时,应当沉候,并且与革脉要分辨清楚
相类诗 革脉芤弦自浮起, 革虚牢实要详看	革脉的脉象具有弦、芤脉的特点,在浅部出现。但是,牢脉就弦、长、实、大,在极深的部位出现。从主病方面来看,革脉主虚证,牢脉主实证,虚实不同。所以,革脉与牢脉是有很大区别的
主病诗 寒则牢坚里有余, 腹心寒痛木乘脾。 疝㿉癥瘕何愁也, 失血阴虚却忌之	牢脉主病多为寒凝坚积的里实之证。寒邪凝滞就会引起心腹疼痛,肝郁气滞,横逆伤害中焦脾胃,引起脾胃功能失常,出现消化异常症状。另外,寒疝、㿉疝、癥瘕等一类的积聚病,多为邪气有余的里实病变,多可出现牢脉。实证见实脉,属脉与证相符合的情况为顺,容易治疗。在失血、阴虚一类的大虚病症,脉宜沉细无力,若不见虚脉,反而见到实长弦大的牢脉,就属于虚证见实脉,脉证不相符合为逆,是正气已虚,邪气仍亢盛的征象,治疗有一定的困难

19. 濡脉

脉歌	白话解读
体状诗 濡形浮细按须轻， 水面浮绵力不禁。 病后产中犹有药， 平人若见是无根	濡脉的形状，极其浮小而细软，须轻轻地按摸才能触到它，打一比方说，濡脉就像帛绵浮在水面上一样，不任重按。这种脉如果是在大病之后，或妇女生小孩以后出现，属于虚证见虚脉，脉与证相符的情况，则病顺，治疗比较容易，采取补法，能取得一定效果。如果是在平常人身上出现这种脉，虽然现在还看不出有什么大病，但应引起警惕，因为这是无根之脉，说明气血虚损，脾肾两伤，应及时采取有效措施，防止不测之事发生
相类诗 浮而柔细知为濡， 沉细而柔作弱持。 微则浮微如欲绝， 细来沉细近于微	濡脉的特点是浮而柔细无力，与之相似的脉有弱脉、细脉、微脉三种，应把它们鉴别开来。弱脉与濡脉不同，其特点是沉细而柔弱无力，属于沉脉一类。微脉与濡脉也有明显差别，微脉的特点是极细而软，按之欲绝，若有若无，指下有模糊不清的感觉。细脉虽然脉细如线，但指下分明，连续不绝，与濡脉的浮软无力，微脉的脉微欲绝都有明显区别
主病诗 濡为亡血阴虚病， 髓海丹田暗已亏。 汗雨夜来蒸入骨， 血山崩倒湿侵脾。 寸濡阳微自汗多， 关中其奈气虚何。 尺伤精血虚寒甚， 温补真阴可起疴	濡脉多见于虚证或湿病之体。例如亡血、阴虚、髓海精亏、丹田不足、盗汗、骨蒸潮热，以及妇女血崩、脾虚湿盛等病证，均可出现濡脉。濡脉出现的部位不同，主病亦有差别。例如，寸部脉濡，多主阳虚自汗出；关部脉濡，多主脾胃虚弱，饮食不化，体虚少力；尺部脉濡，男多伤精，女多伤血。下元虚甚，则小便频数，大便溏。精血亏损，下元虚寒，可用温补真阴的方法治疗

20. 弱脉

脉歌	白话解读
体状诗 弱来无力按之柔， 柔细而沉不见浮。 阳陷入阴精血弱， 白头犹可少年愁。	弱脉脉体细小柔软，搏动力量弱，呈现的部位深，浮取不可见，重取软而无力。弱脉的出现，多主阳气不足，功能衰减，阳气内陷不能外达等病证，精气亏损亦可见到弱脉。老年人精气自然衰减，阳气也显得不足，所以出现脉弱无力时，一般属于正常的衰老征象，不属病态。若在青少年，其精气旺盛、阳气充足，脉搏应指有力，若此时反见弱脉，这标志着体内的阳气、精血已经亏损，属于病态，必须及时调治
相类诗 见濡脉	
主病诗 弱脉阴虚阳气衰， 恶寒发热骨筋痿。 多惊多汗精神减， 益气调营急早医。 寸弱阳虚病可知， 关为胃弱与脾衰。 欲求阳陷阴虚病， 须把神门两部推	弱脉主病多为气血不足，阴虚阳衰。气虚卫外不固，就容易被外邪所伤，出现恶寒发热的症状。阴虚，精血减少，筋骨得不到足够的营养，就会痿软无力。阴虚火旺可引起盗汗。精气虚，脑失滋养，可见精神衰弱。上述病证的出现，均因气血不足，营阴损伤所致，此时宜急用益气调营法治疗。 　　不同部位的脉弱，主病情况也有区别。例如，寸部脉弱，多主上焦阳气不足；关部脉弱，多主中焦脾胃衰减，消化功能减弱；两尺部脉弱，多主元阳衰弱或元阴亏损

21. 散脉

脉歌	白话解读
体状诗 散似杨花散漫飞， 去来无定至难齐。 产为生兆胎为堕， 久病逢之不必医	散脉浮大而散，就像杨花飘散飞舞，散漫不聚。它的来去搏动没有规律，至数不整齐。这种脉如果见于孕妇，这是快要分娩的象征，如果不在临产期出现散脉，有可能发生堕胎。如果一个久病患者见到散脉，多表示阴阳离散，生命垂危，很少有救治的希望
相类诗 散脉无拘散漫然， 濡来浮细水中绵。 浮而迟大为虚脉， 芤脉中空有两边	散脉和濡脉、虚脉、芤脉都属于无力的脉类，有相似之处，但必须进行区别。散脉浮散无根，跳动无规律。濡脉浮小而细软，如同水中浮着的绵帛一样柔软无力。虚脉也有浮大无力的特点，但是至数略迟，举按都感到力弱。芤脉浮大而软，中央空，两边略实，与其他脉都不相同
主病诗 左寸怔忡右寸汗， 溢饮左关应软散。 右关软散胻胕肿， 散居两尺魂应断	总的说来，散脉主病为元气离散，脏腑之气将绝。但散脉出现在不同的部位，主病也存在差异。左寸脉散，心气不足，症见心悸不宁；右寸脉散，肺气虚损，症见自汗、气短；左关脉散，水饮溢于四肢，症见四肢水肿，身痛，发为溢饮；右关脉散，脾气衰减，水湿停聚，发为足胫、足背水肿；两侧尺部脉散，元阴、元阳离散败绝，魂飞神散，生命垂危

22. 细脉

脉歌	白话解读
体状诗 细来累累细如丝， 应指沉沉无绝期。 春夏少年俱不利， 秋冬老弱却相宜	细脉的特点是脉细，就像丝线一样，同时细脉出现的部位也比较深。细脉连续不断地跳动着，能清楚地摸到它。在春夏季节，自然界阳气旺盛，人适应自然界气候的变化，脉搏偏于浮数，少年人气血旺盛，脉也与它相适应。在秋冬季节，自然界阳气潜藏，阴气偏盛，人体适应自然界的这种变化，脉搏多偏于沉迟。老年人气血偏于不足，脉搏也随着发生适应性的变化。这些变化都是正常现象。假如，在春夏季节，或在少年，脉搏应偏于浮数时，反而见到细脉，这就说明体内气血已经亏损了，属于不利的情况。假如在秋冬季节，或者是老年人，出现细弱无力的脉象，属于脉与季节、年龄相适应的情况
相类诗 见微、濡脉	
主病诗 细脉萦萦血气衰， 诸虚劳损七情乖。 若非湿气侵腰肾， 即是伤精汗泄来。 寸细应知呕吐频， 入关腹胀胃虚形。 尺逢定是丹田冷， 泄痢遗精号脱阴	细脉跳动连续不断，脉细如线，主病多为气血虚衰，多见于各种虚劳损伤和七情不和病证。另外，细脉也见于湿邪侵袭人体腰肾部位或伤精、出汗异常损伤津液等多种病证。 细脉出现在不同的部位，主病也有差异。寸部脉细，可见痰饮等邪气阻滞于胸膈间的频繁呕吐病证；关部脉细，可见脾胃虚弱的纳少、腹胀等病证；尺部脉细，多主下焦不足，可见下腹部寒冷，或下痢、遗精等阴液脱失病证

23. 伏脉

脉歌	白话解读
体状诗 伏脉推筋着骨寻， 指间裁动隐然深。 伤寒欲汗阳将解， 厥逆脐疼证属阴	伏脉呈现的部位深在筋骨，只有用力推开筋肉，接触到骨骼仔细寻求，才能感到脉搏在很深的部位隐隐地跳动着。在外感表证中，伏脉的出现多主寒邪束表，阳气闭郁于内不得发越的阳伏病变，必须通过开腠理、发其汗，使阳气外达可解。另外，伏脉也见于阴气偏盛，阳气偏衰的四肢厥逆、脐腹疼痛等病证
相类诗 见沉脉	
主病诗 伏为霍乱吐频频， 腹痛多缘宿食停。 蓄饮老痰成积聚， 散寒温里莫因循。 食郁胸中双寸伏， 欲吐不吐常兀兀。 当关腹痛困沉沉， 关后疝疼还破腹	伏脉常见于秽浊疫疬之邪壅塞中焦引起的霍乱病，表现为频繁呕吐，又可见于宿食停留于胃脘所致脘腹疼痛的病证。饮邪停积于体内的寒痰积冷以及胶固老痰所致的积聚等病证，均可出现伏脉。治疗这类疾患，应积极采用散寒温里的药物以畅通气血，驱散阴寒，解郁化痰，不要因循守旧而贻误病的治疗。上面说的是伏脉主病以及治疗的大概情况。另外，伏脉出现的部位不同，主病也有一定的区别。双侧寸部脉伏，多主饮食阻滞于胸，欲吐不吐，十分痛苦，无可奈何；关部脉伏，中焦寒湿凝滞，腹痛身困；尺部脉伏，下焦寒滞，气血闭阻，可见寒疝疼痛、脐下冷痛，以及少腹剧烈疼痛等

24. 动脉

脉歌	白话解读
体状诗 动脉摇摇数在关, 无头无尾豆形团。 其原本是阴阳搏, 虚者摇兮胜者安	动脉的脉象特点是跳动有力,无头无尾,如同豆粒一般,摇摇晃晃地出现在指下,它的跳动也较快。出现动脉,主要是因为阴阳二气不能协调配合,相互搏击所致。如果邪气亢盛,正气虚弱,便可出现不断摇动的动脉,如果正气胜,邪气退,脉象就可逐渐恢复正常
相类诗 见沉脉	
主病诗 动脉专司痛与惊, 汗因阳动热因阴。 或为泄痢拘挛病, 男子亡精女子崩	动脉主病,多为疼痛与惊恐。疼痛与惊恐都与气血逆乱,气机不利,阴阳相互搏击有关,所以都可以见到动脉。如果阴阳相互搏击,阳气虚而不胜阴,则阳动,阳动就会引起出汗,阴气虚而不胜阳,则阴动,阴动就会引起发热。腹泻、下痢或拘挛病,它们的基本病机主要是气血升降逆乱、阴阳失去调和,所以都可出现动脉。阴虚相火扰动,肾失去封藏的能力,就会引起遗精。如果日久不愈,就会使精气亡失。相火妄动,扰乱血行还可引起崩漏

25. 促脉

脉歌	白话解读
体状诗 促脉数而时一止， 此为阳极欲亡阴。 三焦郁火炎炎盛， 进必无生退可生	促脉的搏动特点是急数而常见到停止的现象。这种脉的出现主要因为阳热亢盛到了极严重的程度，阴液大量被耗伤，或三焦水气的升降道路不通畅，郁而化火，郁火内炽，阳盛热实，阴不制阳所致。在发病过程中，如果止数逐渐减少，那么病就会逐渐减轻；如果止数逐渐增加，表示疾病向严重的方向发展变化，预后多不良
相类诗 见代脉	
主病诗 促脉惟将火病医， 其因有五细推之。 时时喘咳皆痰积， 或发狂斑与毒疽	促脉的出现，主要是因为阳热亢盛，三焦郁火所致，此时应针对火热邪气而进行积极治疗。根据临床所见，促脉主阳盛的病变，主要有气、血、痰、饮、食五个方面的不同。气、血、痰、饮、食都可瘀滞于体内，化火生热，扰动血液流行，使脉跳急数。气血阻滞，流行不畅，脉必见止。例如，经常咳嗽不愈，甚至喘息痰多，脉见促象的便属于痰积。其他几种瘀滞致病可以类推。至于火热亢盛所致病证，也应根据不同情况仔细分辨。例如，火热邪气伤心，扰动心神，神明为之狂乱，可见发狂。火热邪气侵入营血，迫血外溢，可使皮肤发斑。热在肌肉，腐蚀血肉，则发为毒疽

26. 结脉

脉歌	白话解读
体状诗 结脉缓而时一止， 独阴偏盛欲亡阳。 浮为气滞沉为积， 汗下分明在主张	结脉的跳动是迟缓的，时而有一次歇止，再继续跳动。结脉的出现，多因阴寒偏盛，邪结于里，气血流行结滞，阳气衰弱所致。如果脉浮而结，多主气滞，脉沉而结，多主阴寒结聚。寒气在表，经脉不利，宜辛温发汗解表，以祛散在表之寒邪。寒气在里，结滞于脏腑，使气血瘀滞，宜用温通祛积，以祛除在里之阴寒，寒气去则脉自然就会恢复正常的跳动
相类诗 见代脉	
主病诗 结脉皆因气血凝， 老痰结滞苦沉吟。 内生积聚外痈肿， 疝瘕为殃病属阴	结脉跳动缓慢，时有歇止现象。结脉的出现，主要是邪气阻滞气血，使气血凝滞所致。例如，顽痰滞留于体内，阻滞气血，使久病难愈，患者痛苦难忍，时有低声呻吟。另外，体内各种积聚、寒疝、瘕聚等，都可因为阻滞气机，使气血不相顺接，因而出现结脉。在体表发生的痈肿疮毒，也因为阻滞气血，使经络的气血流行不畅，所以也常常见到结脉。阴气盛则脉结，所以结脉主病多属阴证

27. 代脉

脉歌	白话解读
体状诗 动而中止不能还， 复动因而作代看。 病者得之犹可疗， 平人却与寿相关	代脉是指在脉的搏动过程中出现歇止，歇止后经过较长时间才开始重新搏动的一种脉象。患者出现代脉，多为痛证、七情惊恐、跌仆损伤等病，只要仔细辨证，及时进行治疗，还有治愈的希望。假如自觉无病的人出现代脉，多与他的寿命密切相关

脉歌	白话解读
相类诗 数而时止名为促, 缓止须将结脉呼。 止不能回方是代, 结生代死自殊途	代、促、结脉都是脉搏跳动有歇止的脉象,但是这种脉仍然存在着差别。脉跳快而时有歇止的称促脉,跳动缓歇止无规律的称结脉。如果脉搏跳动有歇止现象,歇止较长时再继续跳动,歇止有一定规律的才是代脉。结脉与代脉不但在脉象上有明显区别,而且在主病方面也存在着明显的差别。一般来说,结脉预后良好,代脉脏气衰微,预后较差,这就是它们的不同之处
主病诗 代脉原因脏气衰, 腹痛泄痢下元亏。 或为吐泻中宫病, 女子怀胎三月兮	代脉的出现主要是因为脏气衰微所致。例如,腹痛泄泻下痢,日久不愈,损伤下焦元气,使元气亏损,常常出现代脉。又如吐泻频作,耗伤中焦阳气,脾气脱绝,或者妇女在妊娠三月时,呕恶不食,或食入即吐,胃气衰败,都可以出现代脉

参考文献

[1] 燕海霞,王忆勤,李福凤.中医脉象传感器的研究进展[J].上海中医药大学学报, 2005,19(1):62-64.

[2] 胡志希,袁肇凯,顾星,等.基于光电血流容积中医色诊脉诊的研究与对策[J].中西 医结合心脑血管病杂志,2006,4(9):782-785.

[3] 李雪,钱鹏.脉象仪的研究及临床应用进展[J].中国中医药科技,2017,24(6): 826-829.

[4] 庞瑜丹,柳建,张理兵.中医脉象仪研究进展[J].北京生物医学工程,2014,33(1): 101-107.

[5] 陆小左等.脉象仪研究进展与展望[A].中华中医药学会.全国第十一次中医诊断学 术年会论文集[C].中华中医药学会,2010:6.

[6] 赵东,于友华.中医脉象仪的研究进展浅析[J].中国中医基础医学杂志,2008,14 (1):81.

[7] 张晓然,李素香,张勤善.脉象仪的发展现状与思考[J].中医研究,2008,21(5):3-6.

[8] 王高.HMX-4C型传感器简介[A].第二届全国中西医结合四诊会议论文汇编[C]. 1987:226.

[9] 杨丽娟,宋蛰存.脉象分析系统的发展概况[J].中医药信息,2005,22(4):5-6.

[10] 田家玮,李如萍,王素梅,等.三维血管超声研究的进展[J].中国医学影像技术, 1999,15(5):77-78.

[11] 黄献平,李冰星.Bys-14型心电脉象仪与MX-811型脉象仪的比较[J].湖南中医学 院学报,1999,19(1):67-68.

[12] 王炳和,相敬林.脉搏声信号检测系统实验设计及功率谱特征[J].中华物理医学杂 志,1998,20(3):32-35.

[13] 实时环形脉图自动分析系统[A].第二届全国中西医结合四诊会议论文汇编[C]. 1987:150.

[14] 王妍,谢梦洲,瞿昊宇,等.188例滑脉"计算机脉象仪"脉图及脉图参数分析[J].湖 南中医药大学学报,2015,35(4):56-58,72-73.

[15] 瞿昊宇,谢梦洲,王妍,等.105例弦脉的"计算机脉象仪"脉图参数分析[J].湖南中 医药大学学报,2015,35(1):67-70.

[16] 杨杰.基于脉动信息获取的中医脉诊数字化、可视化探讨[D].北京中医药大 学,2006.

[17] 周鹏,秦树人.基于虚拟仪器技术的脉象采集系统[J].北京生物医学工程,2006,25 (2):196-199.

[18] 李景唐,孙汉钧.MX-3型脉象仪的研究设计[J].医疗器械,1980,4(5):20-23.

[19]　费兆馥,孙汉钧,江启中,等.智能化中医脉象检测装置:CN,CN2420975[P].2001.

[20]　陈吉.基于 GPS 的土地面积测绘技术及土地管理信息系统的研究[D].浙江大学,2013.

[21]　刘为.传感器在智能手机中的应用[J].职大学报,2013,19(6):76-78,100.

[22]　刘洪宇,井庆彦.脂肪肝 209 例脉图参数特征分析[J].山西中医,2011,27(7):40-41.

[23]　杨苑,金亚明,王忆勤.IgA 肾病脾肾气虚型患者寸关尺三部脉图参数分析[J].山东中医杂志,2012,31(5):317-319.

[24]　徐洪文.脉图与脉诊客观化[J].山东中医学院学报,1993,16(2):12-13.

[25]　黄势.脉图研究方法的进展[J].广西中医药,1979,2(1):52-55.

[26]　张崇,邓慧英,吴旭民.脉图与脉学研究的初步结果[J].江西中医药,1980,(3):38-46,37.

[27]　于波,崔龙涛,许家佗.中医脉图诊断技术的临床应用进展[J].中医药信息,2012,29(3):124-127.

[28]　费兆馥,张志枫.中医脉诊的图象化和定量化[J].自然杂志,1995,5(5):269-274.

[29]　谢梦洲,李绍芝,李冰星.常人脉象和脉图参数的观测[J].湖南中医药导报,2000,(12):9-11.

[30]　谢梦洲,李冰星.正常人脉图变化与年龄性别关系研究[J].湖南中医杂志,1999,9(3):14.

[31]　张镜人,杨天权,郑秀春,等.正常人脉图频域指标分析[J].辽宁中医杂志,1995,22(10):435-436.

[32]　李冰星,袁肇凯,黄惠勇,等.心病气血辨证脉图参数观测[J].湖南中医学院学报,1998,8(2):2-4.

[33]　郑晓南,袁肇凯,李冰星.从正常人脉图参数分析平脉的性别差异[J].湖南中医学院学报,1997,7(2):40-41.

[34]　李杰韩,文丁雨.高寒地区老年人脉图分析[J].青海医学院学报,1993,4(Z1):181-185.

[35]　张亚丹,刘聪颖,梁金兵,等.中医平人脉象研究现状及模型建立的思考[J].中华中医药杂志,2016,31(4):1328-1331.

[36]　朱丽萍,吴宏进,张志枫,等.54 例不同性别健康大学生"寸口"脉象及脉图参数分析[J].上海中医药大学学报,2013,27(2):28-31.

[37]　杨育慈,燕海霞,王忆勤,等.50 例正常男女青年寸口三部的脉图参数变化[J].中华中医药学刊,2011,29(9):2074-2076.

[38]　肖珙,李鲁杨,李光华,等.正常人四季脉图 1131 幅分析[J].山东医学院学报,1984,11(1):13-20.

[39]　闪增郁,陈燕萍,黄大威,等.平人大暑、处暑、秋分脉图参数的比较研究[J].中医杂

志,2013,54(8):684-686,690.

[40] 朱传湘,李冰星,李绍芝,等.正常人四季与昼夜脉象变化的初步观测[J].湖南中医学院学报,1991,11(1):36-39.

[41] 李冰星.迟、数、缓、促、结、代六脉规范化探讨[J].中医诊断学杂志,1996,1(2):22.

[42] 李冰星,艾英,李喜文.促结、代脉患者临床资料及血流动力学分析[J].湖南中医药导报,1998,4(1):28-29.

[43] 朱传湘,李冰星,向华林,等.迟、数、缓脉脉图参数观测[J].湖南中医学院学报,1994,14(2):42-44.

[44] 陈素云,林院昌,王云翔,等.冠心病常见脉象及其与某些流体力学指标的关系探讨[J].四川中医,1991,1(1):12-14.

[45] 李福凤,王忆勤,孙仁.冠心病脉象与脉图研究进展[J].中西医结合心脑血管病杂志,2007,27(8):728-730.

[46] 张镜人.慢性胃炎脉象初步探讨[J].浙江中医杂志,1984,19(4):171.

[47] 严惠芳,马居里,苏衍进,等.慢性肾衰肾功能改变与脉图变化的相关性的临床研究[J].陕西中医,2010,31(2):187-188.

[48] 李果刚,李斌芳,庄燕鸿,等.慢性胃炎湿证型左右寸口脉图参数比较[J].上海中医药杂志,2003,37(12):39-41.

[49] 王忆勤,李福凤,李果刚,等.101例慢性肾功能衰竭患者脉图参数分析[J].上海中医药大学学报,2000,5(4):33-34.

[50] 袁肇凯,郭振球.郭振球教授对高血压病凭脉辨证的临床研究[J].辽宁中医杂志,1993,20(10):15-18.

[51] 唐金元.高血压病关部弦脉多普勒血流图与辨证关系的研究[J].江西中医学院学报,1993,5(1):28-29.

[52] 张镜人,郑秀春,杨天权,等.65例贫血患者中医辨证和脉象的关系探讨[J].辽宁中医杂志,1985,27(2):1-4.

[53] 周永莹,李曼姝.62例原发性高血压病的弦脉的血液动力学观察[J].北京医学院学报,1984,25(2):129-132,175-176.

[54] 陈宝珍,胡志希,明荷,等.66例冠心病心血瘀阻证脉图检测分析[J].中国中医药信息杂志,2008,14(3):19-20.

[55] 李绍芝,谭日强,颜文明.心气虚患者脉图参数的初步观测[J].中医杂志,1987,34(7):57-58.

[56] 胡随瑜,王勇华.肝郁脾虚证患者的脉图特征[J].湖南医学,1986,(3):154-156,195.

[57] 张镜人,杨天权,张亚声,等.MX-3型脉象仪测定左室收缩时间间期及其对气虚辨证的意义[J].辽宁中医杂志,1984,26(6):26-29.

[58] 胡随瑜.200例阴虚阳亢、肝郁脾虚患者脉图的观察[J].湖南医学院学报,1979,21

(4):216-219,314-316.

[59]　李冰星,颜文明,蔡光先,等.50例气虚患者脉图参数变化观察[J].湖南中医学院学报,1983,3(1):29-34.

[60]　李睿,雍丽,刘聪颖,等.虚寒证的脉象特点及脉图参数变化规律研究[J].上海中医药大学学报,2007,21(1):37-39.

[61]　张压西,李璇.从中医古籍"肝藏血、血舍魂"理论中探究不寐的内涵[J].中华中医药杂志,2011,26(10):2211-2216.

[62]　吴晓迪,滕晶.平人脉象论[J].光明中医,2014,29(9):1811-1812.

[63]　贺妍,谢梦洲,瞿昊宇,等.脉象识别体质初探[J].湖南中医药大学学报,2014,34(11):25-27.

[64]　朱文锋,袁肇凯.中医诊断学[M].北京:人民卫生出版社,2014.

[65]　费兆馥.现代中医诊断学[M].北京:人民卫生出版社,2003:143-159.

[66]　张渝寒.中医药工程研究与应用:光电血管容积脉图仪[M].北京:中国中医药出版社,1992:34.

[67]　宛新铮.中医药工程研究与应用:ZH-2同步脉象仪研制[M].北京:中国中医药出版社,1992:112.

[68]　肖一芝.中医药工程研究与应用:智能脉象仪的研制[M].北京:中国中医药出版社,1992:36.

[69]　陆小左,石强,邢淑丽,等.中医脉诊标准研究的若干探讨[J].天津中医药大学学报,2007,26(3):113-115.

[70]　王贻俊,樊育,蔡新吉.中医脉像传感器的研究[J].医疗卫生装备,1999,19(5):1-3.

[71]　彭清华,谢梦洲.中医脉诊临床图解[M].北京:化学工业出版社,2018.

[72]　王忆勤.中医诊断学研究思路与方法[M].上海:上海科学技术出版社,2008:9.

[73]　费兆馥.现代中医脉诊学[M].北京:人民卫生出版社,2006:134.

[74]　黄士林.中医脉诊研究[M].北京:人民卫生出版社,1987.

[75]　肖珙.冠心病讲座汇编[M].济南:山东医科大学出版社,1981:1-5.

[76]　费兆馥.中医脉诊研究[M].上海:上海中医学院出版社,1991:170-190.

[78]　袁肇凯.中医诊断实验方法学[M].北京:科学出版社,2003.

[79]　郭振球.实用中医诊断学[M].上海:上海科学技术出版社,2013.

[80]　孙贵香.中医熟记28种脉象[M].山西:山西科学技术出版社,2011:168.

[81]　李永光,张文娟,李德华.现代脉诊学[M].北京:科学出版社,2010:10.

[82]　袁肇凯,王天芳.中医诊断学[M].北京:中国中医药出版社,2007:196-250.

[83]　陈家旭,邹小娟.中医诊断学[M].第3版.北京:人民卫生出版社,2016:142-172.

[84]　谢梦洲,朱天民.中医药膳学[M].第10版.北京:中国中医药出版社,2016:237-426.